Schmerzen treiben Menschen in die Verzweiflung und schränken ihr Leben massiv ein. Dabei sind viele Schmerzen vermeidbar, zumindest aber in den allermeisten Fällen gut behandelbar. Schmerz ist nicht schicksalhaft! Niemand muss heutzutage mehr unerträgliche Schmerzen aufgrund einer Krebserkrankung oder nach einer Operation aushalten.

Ebenso unnötig und skandalös ist es, dass es bei den meisten chronischen Schmerzerkrankungen, egal ob Rücken- Kopf- und Gelenke, oft Jahre dauert, bis die Betroffenen das erste Mal einem wirklichen Spezialisten, einem Schmerztherapeuten, vorgestellt werden. Der bekannte Schmerztherapeut und Palliativmediziner Sven Gottschling zeigt in diesem Buch, welche Möglichkeiten der Therapie es in der modernen Schmerzmedizin gibt, was sie leisten kann – und vor allem, wie Sie als Patient in den Genuss einer solchen Behandlung kommen können.

Sven Gottschling hat es sich zur Lebensaufgabe gemacht, kranken Menschen ihre Schmerzen zu nehmen und ihnen mehr Lebensqualität zu geben. Sein Buch »Leben bis zuletzt – Was wir für ein gutes Sterben tun können« aus dem Jahr 2016 wurde auf Anhieb ein SPIEGEL Bestseller. Sven Gottschling ist Chefarzt am Zentrum für Palliativmedizin und Kinderschmerztherapie des Uniklinikums des Saarlandes.

Lars Amend traf Sven Gottschling bei einer Fernsehsendung zu seinem SPIEGEL-Bestseller »Dieses bescheuerte Herz – Über den Mut zu träumen« und war sofort von dem jungen Mediziner begeistert. Der Autor, Motivator und Life Coach – »Magic Monday – 52 Gründe morgens aufzustehen« – lebt in Berlin.

Weitere Informationen finden Sie auf *www.fischerverlage.de*

PROF. DR. MED.
SVEN GOTTSCHLING
MIT LARS AMEND

SCHMERZ LOS WERDEN

Warum so viele
Menschen unnötig leiden
und was wirklich hilft

FISCHER Taschenbuch

MIX
Papier aus verantwortungsvollen Quellen
FSC® C083411
FSC
www.fsc.org

Eigenlizenz
Erschienen bei FISCHER Taschenbuch
Frankfurt am Main, April 2020

Satz: Pinkuin Satz und Datentechnik, Berlin
Druck und Bindung: CPI books GmbH, Leck
Printed in Germany
ISBN 978-3-596-29923-2

Schmerz ist ein Meister, der uns klein macht,
Ein Feuer, das uns ärmer brennt,
Das uns vom eigenen Leben trennt,
Das uns umlodert und allein macht.

Hermann Hesse

Man kann sich seine Eltern
nicht aussuchen.
Schön, wenn man trotzdem
einen Volltreffer landet.

Inge und Klaus

dieses Buch ist für Euch

Inhalt

Aua!

Meine ersten wirklich hässlichen Schmerzerfahrungen durfte ich im Alter von fünfzehn Jahren machen: Die Weisheitszähne waren fällig, alle vier. Nach längerem Hin und Her – nur jeweils zwei Zähne operieren oder gleich alle vier, in Vollnarkose, weil sie allesamt noch im Kieferknochen sitzen, oder lieber doch nur in örtlicher Betäubung – überzeugte mich der Kieferchirurg letztlich mit den Worten: »Ich setz dir einfach ein paar kleine lokale Spritzen, da merkst du gar nichts und nach spätestens einer halben Stunde sind wir fertig.«

Dann lag ich da, auf diesem Folterstuhl, der ganz nach hinten gekippt war und der nette Doktor ging beherzt – sein eigenes Tun stets launig kommentierend – ans Werk. Während der ersten halben Stunde wirkte die lokale Betäubung noch ganz anständig und fast wäre auch schon der erste Zahn draußen gewesen, hätte er sich nicht mit aller ihm zur Verfügung stehenden Gewalt und Raffinesse fest in meinen Kiefer gekrallt. So hebelte der Chirurg mit seinem Werkzeug, das sich wie ein meterlanges Brecheisen anfühlte, wild in meinem Kiefer herum und fluchte – inzwischen gar nicht mehr so gutgelaunt, doch immer noch sehr mitteilungsbedürftig – immer wieder lautstark: »Scheißwurzel, wie soll ich das Drecksding da jemals rauskriegen? Hoffentlich bricht mir jetzt nicht der Kiefer!«

Letzten Endes musste die lokale Betäubung noch fünfmal nachgespritzt werden, weil die Dosierung nicht ausreichte und ich mich immer krampfhafter in die Lehne krallte, und – so gut das mit einem sperrangelweit geöffneten Mund und einer Brechstange darin eben geht – elendig vor mich hin wimmerte. Nach insgesamt zweistündiger Folter – alle vier Weisheitszähne mussten mit einer Spezialsäge im Kieferknochen zerkleinert und einzeln herausgepopelt werden – war ich dann endlich fertig, und zwar nach Ansicht des Arztes genauso, wie es mir im Vorfeld versprochen wurde: schmerzfrei, schnell und problemlos. Jedenfalls fast. Routine eben.

Das nächste nicht minder prickelnde Schmerzerlebnis hatte ich mit Anfang zwanzig. Nach der gefühlt 527sten eitrigen Mandelentzündung wurde mir wärmstens ans Herz gelegt, mir den Problemherd doch ein für alle Mal entfernen zu lassen, und so entschloss ich mich zu einer Mandeloperation. Blöderweise hatte ich zu diesem Zeitpunkt schon knapp zwei Jahre Rettungsdienst als Zivildienstleistender hinter mich gebracht und wiederholt beobachten müssen, wie zum Teil sehr junge, sehr überforderte Notärzte im Eifer des Gefechtes und beim Versuch, Menschenleben zu retten, bei der Platzierung eines Schlauches in der Luftröhre mit dem dazu notwendigen Werkzeug – dem Laryngoskop (ein Spatel mit einer Lichtquelle, mit dem man die Zunge weghält und den Kehlkopfeingang beleuchten kann) – versehentlich den ein oder anderen Schneidezahn herausgehebelt hatten. Natürlich geht es bei einem Routineeingriff wie einer Mandeloperation nicht um Leben und Tod, aber die Vorstellung, ohne Frontzähne wieder aufzuwachen, war mir durch und durch unerträglich. Hinzu kam, dass mir meine Tante mit großer Begeisterung von einem Eingriff (ich glaube, an ihrem Knie) erzählt hatte, den sie erst kürzlich bei vollem Bewusstsein und nur unter regionaler Betäubung bei ihr vorgenommen hatten und den sie über einen Fernsehmonitor vollständig hatte mitverfolgen können. Ganz locker klopfte sie mir auf die Schulter und sagte: »Mensch Sven, du studierst doch Medizin, lass dir das örtlich betäuben, da hängen überall Spiegel, damit du alles sehen kannst. Schau einfach zu, wie sie dich operieren. Das ist total faszinierend.«

Am Vorabend der Operation, ich war schon im Krankenhaus eingecheckt, bestellte ich dann äußerst zuversichtlich und zum Erstaunen aller tatsächlich eine Operation in lokaler Betäubung. Der Professor schaute mich fragend an und sagte: »Sie sind der erste Patient, der das in den letzten zehn Jahren so haben möchte. Ich mache Ihnen das, aber eines sollten Sie wissen: Angenehm wird's nicht! Außerdem haben Sie ein höheres Nachblutungsrisiko, weil wir Ihnen große Mengen an Betäubungsmitteln in und hinter die Mandeln spritzen müssen. Das drückt die Blutgefäße durch den Gewebsdruck zu, und wahrscheinlich blutet es während der Operation weniger, dafür kann es hinterher aber umso heftiger werden. Wollen Sie das immer noch?« Ja, klar wollte ich. Neugier gepaart mit der Gewissheit, dass ich so auf jeden Fall meine Schneidezähne behalten würde, ließen gar keinen Plan B zu.

Am nächsten Morgen ging es gutgelaunt in den Operationssaal. Zwei Stunden vor dem geplanten Eingriff hatte ich schon meine Leck-mich-am-Arsch-Tablette bekommen und war entsprechend relaxt. Was dann kam, war allerdings alles andere als entspannend: Mit einer unendlich langen Nadel wurden mir gefühlte tausend Liter Betäubungsmittel durch den Mund in die Rachenhinterwand geschossen. Zu meiner eigenen Sicherheit, damit ich während der Operation nicht reflexartig meinen Mund schließe, bekam ich einen Mundspreitzer aus Edelstahl in die Kauleiste gehakt, sozusagen eine Maulsperre. Die Spritzen hinten in den Rachen taten höllisch weh, und leider war die Betäubung auch nicht das, was man darunter vermuten würde. Zu allem Überfluss äußerte die erfahrene OP-Schwester, während der Arzt mit einem scharfen Löffel in meinen Gaumenbögen herumschabte, immer wieder ihre Bedenken: »Das gefällt mir gar nicht, der blutet zu wenig, der blutet viel zu wenig. Eijeijeijeijei, und dann ist er auch noch ein angehender Kollege. Ich hab kein gutes Gefühl, gar kein gutes Gefühl.«

Nach überstandener Prozedur kam ich zurück auf die Station. Langsam begann ich mich wieder zu entspannen und überlegte, welchen Trick ich anwenden könnte, um die unangenehmen Bilder und Geräusche der OP wieder aus meinem Kopf zu bekommen. Viel Zeit zum Überlegen blieb mir nicht, denn ich merkte, wie mir plötzlich irgendeine Flüssigkeit hinten die Rachenwand herunterrann. Ich klingelte nach der Schwester, die schaute mit der Taschenlampe in meinen Hals, sagte: »Auweia, das sieht nicht gut aus«, und hängte mir ein blutgerinnungsförderndes Medikament an. Zehn Minuten später hatte ich einen massiven metallischen Geschmack im Mund und musste dauernd irgendetwas Ekliges herunterschlucken. Ich klingelte erneut. Als die Schwester mich fragte, was los sei, und ich den Mund öffnete, um etwas zu sagen, schoss ihr spritzend arteriell und pulssynchron mit jedem Herzschlag eine kleine Blutfontäne entgegen. Keine zwei Minuten später fand ich mich, ohne jedwede Betäubung und bei vollem Bewusstsein im OP wieder, wo man mir zur notfallmäßigen Blutstillung ein Elektrolasergerät in die Blutungsquelle im Gaumen hielt. Ein scharfer Schmerz, wie eine Kombination aus Stromschlag und Messerstich, machte sich in meinem Rachen breit und eine dunkle Rauchwolke verbrannten Fleisches stieg aus meinem Mund auf. Die Blutstillung dauerte noch einmal etwa zehn bis fünfzehn Minuten. Wie gesagt, ohne jedwede Betäubung wurde mir im Rachen Gewebe verkocht, es wurden tiefe Umstechungen vorgenommen und beherzte Knoten in höchst empfindlichem Gewebe festgezurrt.

Als ich danach wieder auf die Station kam, wurden meine Blutwerte kontrolliert und siehe da, ich war von initial einem Hb von 16,9 auf einen Hb auf 8,3 heruntergeblutet. Hb ist die Abkürzung von Hämoglobin. Das ist der rote Blutfarbstoff und damit unser Sauerstoffträger im Blut. Er ist auch ein Marker für Blutverlust, das heißt, ich hatte in dieser kurzen Zeitspanne, von Beginn der Blutung bis zur Blutstillung, auf mein Körpergewicht bezogen (ich gehöre zur Gattung der »Ühus«, der über hundert Kilo-Menschen), rund zwei Liter Blut verloren. Ein wahrhaft einmaliges Erlebnis!

Da aller guten Dinge bekanntlich drei sind, fehlt noch eine letzte Geschichte: Ich war mittlerweile Anfang dreißig, stand kurz vor meiner Facharztprüfung und hatte Nachtdienst auf der Kinderintensivstation, als sich hinterrücks eine Mittelohrentzündung anschlich. Und was macht man natürlich als guter, pflichtbewusster Arzt in so einer Situation? Man schleppt sich trotz Schmerzen und Fieber auf die Arbeit! Ich hatte mich zwar mit Schmerzmitteln und Antibiotika ein wenig gedopt, allerdings führte mein falsch verstandenes Pflichtbewusstsein dazu, dass ich wenig später richtig auf der Schnauze lag und die Kollegen der Hals-Nasen-Ohren-Klinik mir eine Mittelohrentzündung diagnostizierten, die gerade dabei war, ins Innenohr durchzubrechen. Es erfolgte eine notfallmäßige ambulante Schlitzung beider Trommelfelle, das Absaugen von Eiter im Mittelohr, sowie die Einlage von sogenannten Paukenröhrchen, das heißt, zwei minikleine Goldröhrchen im Trommelfell, die die Belüftung des Mittelohres wieder herstellen sollten. Ein durchaus gängiges Verfahren bei vielen Kleinkindern, bei denen sich zum Teil zäher Schleim im Mittelohr sammelt, der zur Beeinträchtigung des Hörvermögens und auch der Sprachentwicklung beitragen kann. Die unsäglichen Worte des Kollegen vor der OP kamen mir irgendwie bekannt vor: »Das machen wir gleich hier und ambulant in lokaler Betäubung, das ist keine große Sache!« Ich bekam ein paar schmerzlindernde Kokain-Tröpfchen ins Ohr, kombiniert mit einer lokalen Betäubungsspritze. An dieser Stelle sollte ich vielleicht erwähnen, dass es zumindest unter Fachleuten bekannt und unstrittig ist, dass in entzündetem Gewebe lokale Betäubungsmittel nicht oder allenfalls nur äußerst unzureichend ihre Wirkung entfalten können und auch von Kokain hatte ich mir, nach allem, was man aus der Boulevardpresse so hört, deutlich mehr erwartet. Im Nachgang kann ich sagen, dass ich alles, aber auch wirklich alles gespürt habe.

Wissen Sie, wie es sich anhört, wenn ein Skalpell durch Ihr Trommelfell schneidet? Haben Sie eine Ahnung davon, wie unfassbar weh das tut? Und das war nur das Vorspiel. Nachdem das Trommelfell geschlitzt war, wurde ein kleiner Sauger ins Mittelohr gesteckt, um den Eiter abzusaugen und das Mittelohr zu spülen. Versuchen Sie sich einmal bildlich vorzustellen, wie das wäre, wenn Sie sich das Rohr Ihres Staubsaugers durch den Gehörgang bis ins Mittelohr stecken würden, um dann die volle Saugleistung abzurufen. Ich sage Ihnen, wäre ich in dem Moment bewaffnet gewesen, der Kollege hätte im direkten Duell mit Sicherheit nur einen guten zweiten Platz belegt. Danach fummelte er noch weitere zwanzig Minuten mit einer Pinzette in meinem geschlitzten

Trommelfell herum, um das Goldröhrchen zu platzieren. Sein Lieblingssatz dabei: »Ich hab's gleich!« Schmerzen, Schmerzen, Schmerzen. Und da beide Ohren betroffen waren, war auch noch ein Seitenwechsel angesagt.

Mir wurde daraufhin eine dreiwöchige stationäre Antibiotika-Therapie mit drei verschiedenen Medikamenten über die Vene angeraten. Den stationären Krankenhausaufenthalt lehnte ich dankend ab. Zum Glück war ich als Arzt selbst in der Lage, mir Zugänge zu legen. Außerdem konnte das glücklicherweise auch meine Frau mit übernehmen, die als Kinderkrankenschwester bestens mit jammernden Männern auf Kleinkindniveau umzugehen wusste. So lag ich dann drei Wochen zu Hause und versuchte irgendwie, dieses Trauma zu verarbeiten. Mir wurde gesagt, dass die Röhrchen nach spätestens drei bis sechs Monaten von selbst herausfallen und dass in der Regel die Trommelfelldefekte dann zuheilen würden, so dass ich mir sowohl um mein Hörvermögen keinerlei Sorgen machen müsse als auch das Schwimmen und Tauchen mit meinen Kindern nicht zu einer Mittelohrspülung führen würde. Sollten die Röhrchen nach spätestens sechs Monaten immer noch nicht herausgefallen sein, wurde ich von meinem behandelnden Arzt informiert, so müsse man sie eben kurz ambulant ziehen, es wäre nur ein ähnlich kleiner Eingriff wie das Legen.

Sie können sich vielleicht vorstellen, dass ich nie wieder einen Kontrolltermin bei einem HNO-Arzt wahrgenommen habe und wie froh ich trotzdem war, dass knapp ein Jahr nach der OP auch das zweite Goldröhrchen beim Reinigen der Ohren am Wattestäbchen hing. Gerade dieser Eingriff an meinem Trommelfell führt auch heute noch, das heißt, knapp zehn Jahre später, dazu, dass ich mitten in der Nacht schweißgebadet aufwache, weil ich davon träume. Die einzige fremde Person, die ich seitdem an meinen Kopf lasse, ist der Friseur meines Vertrauens, aber auch nur, weil Haare schneiden nicht weh tut.

Mittlerweile bin ich seit über einem Jahrzehnt ausgebildeter Schmerzmediziner, und ich kann Ihnen schon an dieser frühen Stelle des Buches mehrere frohe Botschaften verkünden: Viele Schmerzen im Zusammenhang mit medizinischen Maßnahmen sind vermeidbar, zumindest aber in den allermeisten Fällen gut behandelbar. Schmerz ist nicht schicksalhaft! Niemand muss heutzutage mehr unerträgliche Schmerzen aufgrund einer Krebserkrankung aushalten. Die Tatsache, dass immer noch bis zu achtzig Prozent aller Menschen nach einer Operation eine völlig unzureichende Schmerztherapie erhalten, ist ebenso unnötig wie die bittere Wahrheit, dass es bei den meisten Schmerzerkrankungen (zum Beispiel bei Rückenschmerzen) oft Jahre dauert, bis die Betroffenen das erste Mal endlich einem wirklichen Spezialisten, dem Schmerztherapeuten, vorgestellt werden.

Mit diesem Buch möchte ich Ängste nehmen, informieren und Mut machen. Dazu muss aber auch der Finger in so manche Wunde gelegt werden. Und ja, ich werde Sie an der ein oder anderen Stelle ziemlich schockieren und Sie werden so manches Mal fassungslos den Kopf schütteln.

Kapitel 1

Was ist Schmerz?

Inzwischen laufe ich seit über 24 Stunden und bin stolz darauf, wie mein Körper bis jetzt durchgehalten hat – mal abgesehen von den Schmerzen im Quadrizeps, im Wadenmuskel und in der rückseitigen Oberschenkelmuskulatur, kleineren Beschwerden an der Hüfte, einem Stechen in den Knien, ein paar Blasen an den Füßen und der großen Müdigkeit. Außerdem ist mir kalt. Aber sonst fühle ich mich großartig.

Kilian Jornet, Langstreckenläufer

In mindestens jedem dritten Haushalt in Europa lebt ein Mensch, der unter chronischen Schmerzen leidet. In Deutschland klagt jeder Vierte bis Fünfte über chronische Schmerzen, das heißt, rund zwanzig Millionen Menschen, von denen circa zehn Prozent mit schweren Beeinträchtigungen zu kämpfen haben. Tendenz steigend. Bei den allermeisten Menschen dauert es viele Jahre, bis sie überhaupt erstmals eine wirksame Schmerztherapie erfahren, geschweige denn einem Schmerzspezialisten vorgestellt werden. So trifft eine ständig wachsende Anzahl von Schmerzpatienten auf eine unglaublich kleine Anzahl ausgebildeter Schmerztherapeuten, was dazu führt, dass nur rund zehn Prozent jemals von einem Schmerztherapeuten behandelt werden.

Es lohnt sich auch, einen Blick auf die volkswirtschaftliche Bedeutung chronischer Schmerzen zu werfen, ganz abgesehen vom persönlichen Leid eines jeden Einzelnen und den damit verbundenen Beeinträchtigungen für die gesamte Familie. Chronische Schmerzen verursachen in Deutschland jährlich rund vierzig Milliarden Euro an Kosten, davon circa zehn Milliarden direkt für die Behandlung (Medikamente, Operationen, Physiotherapie u.v.m.) und weitere dreißig Milliarden an Folgekosten (Krankengeld, Arbeitsausfall, Frührente, etc.). Wenn man sich jetzt überlegt, dass die Staatsausgaben der Bundesrepublik Deutschland etwa dreihundert Milliarden Euro pro Jahr betragen, dann liegen alleine die Gesundheits- bzw. Krankheitskosten für schmerzbedingte Probleme bei über zehn Prozent des gesamten Staatshaushaltes. Das ist eine unfassbare Summe, die jedes Jahr aufgewendet wird. Aufgewendet?

Gerade haben wir darüber gesprochen, dass wir zu wenig Spezialisten haben, dass Patienten viel zu spät und wenn, dann meist von den falschen Ärzten und anderen oft inadäquat ausgebildeten Therapeuten behandelt werden. Vermutlich liegt die Summe der Medikamentenkosten, die Summe der Operationskosten und der Kosten für völlig unnötige Diagnostik (dazu kommen wir später noch ausführlicher) weit über dem, was sinnvoll und notwendig wäre, wenn es vernünftig gesteuert werden würde. Die dreißig Milliarden Euro an Kosten für Krankengeld, Arbeitsausfall und gesundheitsbedingter Frühberentung sind nur die spürbaren Folgen, wenn das Kind bereits in den Brunnen gefallen ist.

Versuchen wir uns der Frage zu nähern, was Schmerz eigentlich ist. Gemäß der Definition der Welt-Schmerzorganisation ist Schmerz ein unangenehmes Sinnes- und Gefühlserlebnis, das mit einer tatsächlichen oder drohenden Gewebeschädigung verknüpft ist oder mit Begriffen einer solchen Schädigung beschrieben wird. In einem erklärenden Nachsatz steht dann noch: »Schmerz ist immer subjektiv«.

Was bedeutet das: Sinnes- und Gefühlserlebnis? Ein »Sinneserlebnis« beschreibt, auf welche Weise ein Schmerz gespürt wird: dumpf, drückend, bohrend, brennend, einschießend oder stechend. Wie ist die Schmerzstärke auf einer Skala von null bis zehn? Wobei null für keinen Schmerz und zehn für den stärksten vorstellbaren Schmerz steht. Ich sage meinen Patienten immer: »Zehn ist operiert zu werden, ohne Narkose.« Hinter dem Begriff »Gefühlserlebnis« stehen die emotionalen Anteile, die mit dem Schmerzempfinden einhergehen. Hierzu können zum Beispiel Beschreibungen wie quälend, zermürbend, mörderisch oder vernichtend angesehen werden. Sowohl der Sinnes- als auch der Gefühlsanteil des Schmerzes sind untrennbar miteinander verbunden. Und genau das macht den Schmerz so bedrohlich. Nehmen Sie zum Beispiel einen Herzinfarkt: Natürlich können das heftige Schmerzen im Brustkorb sein, ausstrahlend in den linken Arm oder in den Unterkiefer. Viele Patienten beschreiben diesen Schmerz als einen Vernichtungsschmerz. Hier kommt also zum Sinneseindruck noch das Gefühlserleben der existentiellen Bedrohung als zusätzlicher Faktor hinzu.

In der oben genannten Definition der Welt-Schmerzorganisation steckt einiges an Sprengstoff. Es ist von einer vielleicht nur drohenden Gewebeschädigung die Rede, das heißt, es muss gar nichts kaputt sein. Wir können Schmerzen sehr wohl empfinden, selbst wenn keinerlei konkrete Schädigung vorliegt. Das ist eine fast schon revolutionäre Botschaft. Auch die zweite Aussage, dass Schmerz etwas Subjektives sei, ist bei genauerer Betrachtung hochinteressant. Denn hier bewegen wir uns ja richtiggehend weg von der klassischen Medizin als naturwissenschaftlichem Fach.

Kein Blutdruck oder Blutzucker, den ich sauber messen und protokollieren kann, nein, lediglich ein höchst subjektives Empfinden, das der Patient mir mitteilt. Damit können wir Ärzte gar nicht gut umgehen. Mehr noch, es macht uns sogar auch ein stückweit Angst. Ein Patient, der einem sagt, wie es ihm geht? Darauf vertrauen? Kein klarer Messwert, der mir zweifelsfrei und vor allem ohne höchst subjektive Bewertung durch den Patienten den Erfolg meiner Therapie bestätigt. Was bedeutet diese Definition denn in letzter Konsequenz? Zum Beispiel, dass ein Patient vor mir sitzt und sagen kann: »Herr Professor, ich habe einen stechenden Schmerz im rechten Oberschenkel, als würde ein Messer in meinem Bein stecken. Dieser Schmerz ist für mich unerträglich, auf einer Skala von null bis zehn liegt der Schmerz bei einer Stärke von neun.«

Wenn ein Patient über Schmerzen klagt, hat er immer recht

So, nun sitze ich diesem Patienten gegenüber, der keine für mich nachvollziehbare Verletzung aufweist und mir bleibt nichts anderes übrig, als ihm zu glauben, denn das ist eine ganz wesentliche Botschaft: Wenn ein Patient über Schmerzen klagt, hat er immer recht! Zum einen muss keine offensichtliche körperliche Schädigung vorliegen und zum anderen ist es sein subjektives Empfinden, das ich ohnehin niemals widerlegen kann. Das ist schon einmal die wichtigste Grundannahme im Umgang mit Schmerzpatienten. Der Mensch, der über seine Schmerzen berichtet, hat diese Schmerzen, und es ist meine absolute Pflicht, dies anzuerkennen und den Patienten entsprechend ernst zu nehmen.

Da das Wort subjektiv tatsächlich von der Welt-Schmerzorganisation ins Rennen gebracht wurde, müssen wir uns ohnehin von einer rein körperlichen Ebene des Schmerzes entfernen, und das führt uns direkt zum bio-psychosozialen Schmerzmodell. Wie Sie im nächsten Kapitel sehen werden, entstehen Schmerzen immer im Kopf, auch wenn Sie sich mit einem Beil ins Bein hacken, der dabei fühlbare Schmerz entsteht im Kopf.

Der psychische Aspekt von Schmerz

Stellen Sie sich dazu folgendes vor: Sie sitzen beim Zahnarzt und müssen eine Wurzelbehandlung ohne Betäubung über sich ergehen lassen. Diese Wurzelbehandlung wird sich in Ihrem Schmerzerleben ganz unterschiedlich abspielen, je nachdem, ob Sie eine halbe Stunde vorher erfahren haben, dass Ihnen das Haus abgebrannt ist oder dass Sie im Lotto den Sechser mit Zusatzzahl geknackt haben. Im ersten Fall wird es deutlich mehr weh tun als ohnehin schon, und im Falle des Lottogewinns werden Sie eventuell überhaupt keine Schmerzen spüren, weil Sie während der Prozedur mit einem breiten innerlichen Grinsen gerade dabei sind, Ihren ungeliebten Job zu kündigen, eine Weltreise zu planen und Ihr Penthouse einzurichten.

Der soziale Aspekt von Schmerz

Wir wissen mittlerweile, dass die Reaktion des sozialen Umfeldes (Partner, Kinder, andere Familienangehörige, Freunde, Kollegen, Nachbarn) einen deutlichen Einfluss sowohl auf das Schmerzerleben als auch auf das Risiko einer Schmerzchronifizierung haben können. So ist zum Beispiel das Risiko, dass sich ein Schmerz chronifiziert, also dauerhaft bleibt, bei einem fürsorglichen Partner (»Schatz, bleib doch auf der Couch liegen und leg die Füße hoch, ich mach dir einen Tee«) deutlich höher, als bei einem weniger fürsorglichen Umgang. Im zweiten Fall ist man, durch zahlreiche Studien eindrucksvoll belegt, deutlich schneller wieder auf den Beinen.

Wozu empfinden wir überhaupt Schmerzen? Und wäre ein Leben ohne Schmerzen nicht wunderbar? Nein, wäre es nicht. Sie würden die Hand von der heißen Herdplatte frühestens dann wegziehen, wenn Sie sich über den Geruch von verbranntem Fleisch wundern, und mit einer Blinddarmentzündung würden Sie künftig nicht mehr beim Chirurgen, sondern direkt beim Pathologen landen.

Schmerz ist ein überlebenswichtiges Frühwarnsymptom: Er warnt und schützt uns. Es ist absolut sinnvoll, dass wir mit einer gebrochenen Zehe Schmerzen beim Auftreten empfinden. Das hindert uns daran, in diesem Zustand einen Marathonlauf zu unternehmen.

Es gibt Menschen, die haben eine angeborene Schmerzfreiheit. Das ist aber kein Segen, sondern ein genetischer Defekt, der in aller Regel dazu führt, dass diese Menschen das Erwachsenenalter nicht erleben. Sie werden bei einer Hirnhautentzündung eben nicht rechtzeitig gewarnt oder durch Verletzungen dazu veranlasst, die betroffene Region des Körpers zu schonen. In abgeschwächter Form kennen dies auch Menschen, die zum Beispiel Schädigungen der Schmerznerven an den Füßen erlitten haben, sei es durch einen schlecht eingestellten Diabetes oder durch die Folgen einer Chemotherapie. Genau diese Menschen merken eben erst nach einer Zehn-Kilometer-Wanderung, dass sie die ganze Zeit einen kleinen Stein in der Socke hatten und wundern sich am Ende des Weges über den verletzten Fuß nebst angerichtetem Blutbad im Schuh.

Sie sehen also, es ist evolutionsbiologisch absolut sinnvoll, dass alle höheren Lebewesen, zumindest alle Wirbeltiere, dieses Frühwarnsystem besitzen. Das erklärt auch, warum die Sinnesempfindung mit einer Gefühlsempfindung verknüpft ist, denn nur wenn die Schadensmeldung zu einer entsprechenden Reaktion führt und beachtet wird, kann man den Schaden in Grenzen halten. Ein Rauchmelder nützt ja auch nur dann etwas, wenn irgendjemand auf seinen Alarm reagiert.

Akutschmerz vs. chronischer Schmerz

Während der Akutschmerz eine völlig adäquate, gute und richtige Warn- und Schutzfunktion unseres Körpers ist und auch wieder verschwindet oder zumindest abklingt, wenn die Schmerzursache behoben ist (der Bruch ist geheilt, die Migräneattacke vorbei), ist das beim chronischen Schmerz anders. Natürlich liegen beim chronischen Schmerz oftmals gute Gründe dafür vor, wie aktives Rheuma, ein Tumorleiden oder ein kaputtes Knie, aber eben nicht immer. Von chronischem Schmerz spricht man, wenn der Schmerz über einen längeren Zeitraum besteht (je nach Erkrankung unterschiedlich, aber in der Regel mindestens drei bis sechs Monate) und den Betroffenen beeinträchtigt.

Schmerzgedächtnis – der Schmerz entsteht im Kopf

Grundsätzlich ist es phantastisch, dass wir Menschen ein Gedächtnis haben und uns Dinge merken können. Leider können wir aber auch ein Schmerzgedächtnis entwickeln, das bedeutet, dass wir in der Lage sind, schmerzhafte Erlebnisse abzuspeichern. Zum Teil werden diese dann zur Unzeit abgerufen, und das Gehirn spielt uns Schmerzen vor, die wir akut gar nicht haben. Leider merken wir den Unterschied nicht. Ein nachvollziehbares Beispiel ist der Phantomschmerz. Da hat jemand unter Umständen bei einem Autounfall sein Bein verloren und trotzdem tut ihm regelmäßig der rechte Fuß weh, und das, obwohl er schon seit zehn Jahren gar nicht mehr vorhanden ist. Das zu dem Fuß gehörige Areal im Gehirn existiert aber noch und sendet immer wieder entsprechende Funksignale, die einem Schmerzen in diesem nicht mehr existierenden Körperteil vorgaukeln. Ganz wichtig ist, sich hier noch einmal klarzumachen, dass dieser Mensch kein Simulant ist, sondern dass er den Schmerz tatsächlich empfindet, denn – wie ich bereits erwähnt habe – jedweder Schmerz entsteht im Kopf, auch der, den wir in den nicht mehr vorhandenen Fuß projizieren.

Dieses Thema wird uns im Laufe des Buches immer wieder begegnen, zum Beispiel bei der Frage: Kann man Rückenschmerzen wegoperieren? Oft erleben wir hier ein ähnliches Phänomen wie beim fehlenden Fuß. Da tut etwas weh, nur ist es wesentlich weniger offensichtlich, dass das Gehirn und damit unser Schmerzgedächtnis der Kern des Problems ist und eine Fehlleistung erbringt. Unser Rücken ist schließlich noch da und bietet unendlich viele Möglichkeiten für meist sinnlose Operationen, die nur rund jedem zwanzigsten Operierten tatsächlich helfen, aber bei jedem dritten Operierten zu chronischen Schmerzen führen ... aber dazu kommen wir noch.

Akuter Schmerz ...	Chronischer Schmerz ...
ist Signal einer Gewebeschädigung oder einer akuten Erkrankung.	hat seine Funktion als Schutz- und Warnsystem verloren.
ist meist klar im Bereich des erkrankten oder verletzten Körperteils lokalisierbar.	ist eine eigenständige Erkrankung.
klingt nach dem Ereignis im Heilungsverlauf wieder ab.	kann weiterbestehen, obwohl die ursächliche Verletzung oder Erkrankung bereits längst ausgeheilt ist.
Die Schmerzstärke hängt oft vom Ort und vom Grad der Schädigung ab.	muss keine klar erkennbaren Ursachen mehr haben.
	Oftmals gibt es keine klare anatomische Zuordnung mehr, es gibt wechselnde Schmerzlokalisationen bis hin zum Ganzkörperschmerz.

Kapitel 2

Entwicklung unseres Schmerzsystems

Kurz nach der Befruchtung sind wir nicht mehr als ein unförmiger Zellklumpen, aus dem sich nach und nach Arme, Beine, unsere Organsysteme und eben auch unser Schmerzsystem entwickeln. Heute wissen wir, dass die gesamte Körperoberfläche des Menschen etwa ab der sechzehnten Schwangerschaftswoche (ausgehend von regulären vierzig Schwangerschaftswochen bis zum normalen Geburtstermin) von Nerven durchzogen ist, die verschiedenste Informationen wie Kälte, Hitze, Druck, Berührung und natürlich auch Schmerz in Richtung unseres zentralen Nervensystems weiterleiten können. Ab der zwanzigsten bis zweiundzwanzigsten Schwangerschaftswoche, also etwa der Halbzeit der Schwangerschaft, kann man bei ungeborenen Feten Wegziehreflexe auf Schmerzreize beobachten und ab der vierundzwanzigsten bis sechsundzwanzigsten Schwangerschaftswoche (dies entspricht bei Frühgeborenen der momentanen Grenze zur Lebensfähigkeit) sieht man, dass diese auf Schmerzreize nicht nur mit einem Wegziehen - zum Beispiel des betroffenen Armes - reagieren, sondern dass sie auch schmerzhaft das Gesicht verziehen.

Woher kommen diese Erkenntnisse und was können wir daraus ableiten?

Diese Informationen hat man aus zahllosen Fruchtwasseruntersuchungen, bei denen Kinder immer wieder versehentlich durch die Nadel getroffen werden, meist wenn der Fötus sich während der Untersuchung bewegt und dabei mit der Nadel in Berührung kommt. Der Wegziehreflex der betroffenen Extremität an sich ist noch kein sicherer Hinweis auf die Schmerzwahrnehmungsfähigkeit, denn hier könnte es sich auch um einen ganz banalen Reflex handeln, wie zum Beispiel unserem Kniescheibenreflex. Den hat ein Arzt bei Ihnen garantiert auch schon mal untersucht: Sie haben dabei ein Bein über das andere geschlagen und knapp unterhalb der Kniescheibe des frei in der Luft hängenden Unterschenkels wurde mit einem kleinen Hämmerchen dagegen geklopft und – zack – schnellt der Fuß nach vorne. Das ist ein Reflex, den Sie willkürlich gar nicht steuern können und der auf Rückenmarksebene abläuft. Welchen Zweck hat nun dieser Reflex? Hierzu muss ich ein bisschen ausholen und darauf verweisen, dass Informationen, die in unserem Körper weitergeleitet werden müssen, zum Beispiel von der Zehe bis zum Gehirn, dort verarbeitet werden und dann vielleicht als Muskelreaktion wieder an den Fuß zurückgemeldet werden. Das braucht trotz einer Nervenleitgeschwindigkeit unserer schnellsten Nervenfasern von über hundert Metern pro Sekunde eine gewisse Zeit.

Stellen Sie sich folgende Situation vor: Sie machen barfuß einen Waldspaziergang und bleiben mit der großen Zehe an einer kleinen Wurzel hängen. Bis die Information »Die große Zehe ist an der Wurzel hängen geblieben« von der großen Zehe im Gehirn anlangt, das Gehirn sich dann die entsprechende Gegenstrategie überlegt und die Information an den Oberschenkelstrecker sendet, »Bitte schnellstmöglich maximale Anspannung, damit wir diesen Stolperer noch abfangen können«, lägen wir längst auf der Schnauze. Und genau hier sind solche Reflexbahnen nützlich. Die Information des Hängenbleibens an der Wurzel wird über einen Reflex im unteren Rückenmark direkt in einen Befehl für die Muskulatur umgewandelt: »Spann dich an!« Deswegen erfolgt auf den Schlag mit dem Hämmerchen die sofortige Gegenreaktion, ohne dass wir in irgendeiner Form willkürlich eingreifen können.

Aber zurück zum Fötus im Mutterleib: Die Beobachtungen, dass in diesem Entwicklungsalter bereits ein Grimassieren auf Schmerzreize zu beobachten ist, ist ein klares Zeichen für zu diesem Zeitpunkt schon vorhandene Schmerzwahrnehmungsfähigkeit. Diese Erkenntnis hat zum Beispiel in verschiedenen Bundesstaaten der USA dazu geführt, dass schwangere Frauen bei geplanter Spätabtreibung jenseits der zwanzigsten Schwangerschaftswoche aktiv darüber informiert werden, dass der Fötus bereits die Fähigkeit zur Schmerzwahrnehmung besitzt und welche Optionen der Schmerzausschaltung im Mutterleib möglich sind.

Gott sei Dank entwickeln sich aber nicht nur schmerzweiterleitende Systeme nach oben zum Gehirn, die uns den Schmerz wahrnehmen lassen, sondern auch hochpotente körpereigene schmerzhemmende Systeme, die zum Teil so effektiv arbeiten können, dass Schwerstverletzte teilweise keine oder nur minimale Schmerzen verspüren. So werden zum Beispiel in Kriegsgebieten immer wieder Menschen, die auf Minen treten, ganze Gliedmaßen abgerissen, ohne dass dies von den Betroffenen realisiert wird. Ja, unsere körpereigenen Schmerzabwehrsysteme können richtig was! Das

Problem ist nur, dass sie deutlich später ausreifen als unsere Schmerzinformationssysteme. Und das ist gerade für Früh- und Neugeborene ein riesengroßes Problem, da die endgültige Ausreifung dieser Systeme erst mehrere Wochen nach einer termingerechten Geburt abgeschlossen ist. Im Umkehrschluss bedeutet das aber auch, dass insbesondere die Gruppe der Früh- und Neugeborenen besonders schmerzempfindlich und auch besonders schutzlos gegenüber schmerzhaften Einflüssen von außen ist.

Dazu möchte ich Ihnen kurz und knapp skizzieren, wie unser Schmerzsystem aufgebaut ist: Sie treten mit Ihrem Fuß in eine Scherbe. Durch die Gewebeschädigung werden Rezeptoren im Bereich des verletzten Areals aktiviert. Über die beteiligten Nerven wird ein elektrischer Impuls Richtung Rückenmark gesendet. Dort ist ein weiterer Nervenknotenpunkt, quasi eine Weiche, die darüber wacht, ob dieser Impuls – wenn er stark genug ist –, nach oben zum Gehirn durchgeleitet wird. Die nächste Weiche oder Schaltstelle sitzt dann im Stammhirn. Dort wird der Impuls in verschiedene Gehirnareale wiederum durchgeleitet, unter anderem zum Großhirn, wo uns der Schmerz dann tatsächlich bewusst wird, aber auch in andere Bereiche, in denen der Schmerz bewertet wird und je nachdem entsprechende Emotionen wie Angst auslöst. Früher ging man von einer relativ klar und einfach strukturierten Zuordnung unseres Schmerzsystems aus. Mittlerweile wissen wir, dass eine unglaublich hohe Zahl von Gehirnarealen an der Schmerzwahrnehmung, Schmerzbewertung und Schmerzempfindung beteiligt sind, so dass sich der Begriff »Schmerzmatrix« etabliert hat.

So, und jetzt kommt der Hammer: Nicht nur, dass die eigentlichen Vorgänge im Gehirn in Zusammenhang mit Schmerz unglaublich kompliziert sind. Auch auf Rückenmarksebene und im Bereich des verletzten Gewebes können eine Menge Phänomene auftreten, die ihrerseits wiederum allesamt Einfluss auf unseren Schmerz nehmen können. Wir alle haben in unserem Körper unzählige Rezeptoren sitzen, die zeitweilig außer Funktion sind und in einer Art »Standby-Modus« verharren, wie Sie es von Ihrem Fernseher kennen. Wenn es jetzt in einem bestimmten Bereich Ihrer Haut zu Entzündungsvorgängen kommt, werden diese Rezeptoren aus ihrem Dornröschenschlaf geweckt und scharfgeschaltet. Die Folge ist, dass eigentlich nicht schmerzhafte Reize, wie zum Beispiel Druck und Berührung, plötzlich Schmerzen auslösen und dass leicht schmerzhafte Reize zu völlig übersteigerten Schmerzen führen können. Die Fachbegriffe hinter diesen beiden Phänomenen heißen: Allodynie – hier ist bereits Berührung schmerzhaft, und Hyperalgesie – dies bezeichnet die übersteigerte Schmerzempfindlichkeit auf schmerzhafte Reize.

Ich möchte Ihnen das an einem Beispiel verdeutlichen: Die meisten Menschen hatten in ihrem Leben schon einmal einen Sonnenbrand, zum Beispiel im Schulter-Nacken-Bereich. Die Haut ist entzündet, gerötet, empfindlich; die Rezeptoren sind hochgeregelt und plötzlich schmerzt schon die leiseste Berührung des Hautareals. Schon das T-Shirt auf der Haut wird als unangenehm und schmerzhaft empfunden. Das ist Allodynie. Mit Hyperalgesie ist gemeint, wenn Ihnen jetzt noch jemand mit der Handfläche zur Begrüßung freundlich und mit vollem Schwung auf ebendiesen Sonnenbrand haut.

Bleiben wir noch ein bisschen bei den Schmerzrezeptoren in unserer Haut. Wir wissen, dass insbesondere in unserer frühen Lebensphase und speziell im frühen Neugeborenenalter Nerven besonders sensibel auf schädigende Reize reagieren. Und so kann es – ausgelöst durch Verletzungen – in bestimmten Hautarealen dazu kommen, dass ganz viele Schmerznerven in das verletzte Hautareal »einsprossen« und sich verzweigen, was dazu führt, dass wir in diesem Gebiet auf einmal viel mehr freie Schmerznervenendigungen haben als üblich. Je mehr Nerven und Rezeptoren sich in einem Gebiet befinden, desto empfindsamer sind wir. Aus diesem Grund können wir zum Beispiel mit den Fingerspitzen wesentlich besser spüren als mit der Haut am Rücken. Und was ist die Folge? Unter Umständen eine deutliche Überempfindlichkeit des betroffenen Hautareals, und damit wieder Allodynie und Hyperalgesie. Ich werde im Kapitel »Schmerzen bei Kindern« noch einmal intensiver darauf eingehen.

Über verschiedene schmerzhemmende und schmerzverstärkende Einflüsse im Gehirn, auf Rückenmarksebene und an der Hautoberfläche könnte ich noch viele hundert Seiten schreiben. Insbesondere die Schmerzempfindung mit der ganzen Palette an Sinnes- und Gefühlsanteilen als gemeinsame Antwort unterschiedlich vernetzter Schmerzzentren im Gehirn wären ein eigenes Buch wert. Da ich Sie aber fachmedizinisch nicht überfordern möchte und noch so viele andere spannende Dinge zu erzählen habe, die Ihnen im Alltag nützlicher sein werden, lasse ich es vorerst hierbei.

Eine Frage, mit der wir uns noch gar nicht beschäftigt haben, die ich aber für extrem relevant halte, lautet: Was macht Schmerz eigentlich mit unserem Körper? Was passiert mit uns, wenn wir unter akuten Schmerzen leiden, weil wir beispielsweise nach einer Operation keine adäquaten Schmerzmittel erhalten?

Wenn wir nach einem Eingriff Schmerzen haben, atmen wir flacher. Warum? Die Antwort ist einfach: Weil das tiefere Atmen weh tut. Und was passiert, wenn wir flacher atmen?

Unsere Lunge wird nicht mehr ausreichend in allen Anteilen belüftet, und das Risiko für eine Lungenentzündung steigt. Kreislaufstimulation. Schmerz bedeutet Stress, und Stress bedeutet, dass wir zu grauer Vorzeit unsere Kampf- und Fluchthormone hochreguliert haben. Wir sind in maximaler Alarmbereitschaft. Wenn wir aufgeregt und gestresst sind, geht die Herzfrequenz hoch. Nun sollte man wissen, dass fast alle Körperzellen – mit Ausnahme des Herzmuskels – in der Phase mit sauerstoffreichem Blut versorgt werden, in der sich der Herzmuskel zusammenzieht. Einzig der Herzmuskel wird in der Füllungsphase, in der er erschlafft, über die Koronararterien versorgt. Je schneller das Herz aber schlägt, desto stärker verkürzt sich anteilig die Füllungsphase des Herzens und damit kommt es bei steigender Herzfrequenz zu einer zunehmenden Unterversorgung des Herzmuskels und das bei steigendem Sauerstoffverbrauch durch die schnellere Schlagzahl. Konkret bedeutet das, dass der 75-jährige Werner Zahn mit leicht verkalkten Koronargefäßen ausgerechnet am Tag nach seinem geplanten Hüftgelenksersatz auf der Station einen massiven Herzinfarkt erleidet und das nur, weil aufgrund einer unzureichenden Schmerztherapie der stressbedingte Pulsanstieg zu einer Unterversorgung des Herzmuskels und damit zum Infarkt geführt hat. Vermutlich hätte sich das leicht durch eine gute postoperative Schmerztherapie vermeiden lassen.

Auch für die verringerte Magen-Darm-Tätigkeit und die eingeschränkte Nierenfunktion sind unsere Kampf- und Fluchthormone verantwortlich. Das ist ein extrem archaisches System. Es ist für jeden leicht nachvollziehbar, dass es in grauer Vorzeit keine gute Idee gewesen wäre, wenn man sich ausgerechnet in dem Moment, in dem man vom Säbelzahntiger verfolgt wurde, ins nächste Gebüsch hätte verdrücken müssen, um sich nicht in die Hose zu machen. Ich denke, da hätten wir von einem klaren Selektionsnachteil ausgehen können. Alle »Stresspinkler« wären bereits vor dem Erreichen der Fortpflanzungsfähigkeit gefressen worden.

Cortisol ist ein körpereigenes Hormon und ebenfalls ein Stresshormon. Das vergessen wir gerne. Was bewirken aber hohe Cortisol-Spiegel? Sie dämpfen unser Immunsystem, machen uns anfälliger für Infektionen und führen nach einer Operation zu Wundheilungsstörungen. Im Umkehrschluss heißt das aber auch, dass uns eine gute postoperative Schmerztherapie vor Komplikationen schützt, wir schneller wieder fit sind und nicht nur einen angenehmeren, weil schmerzärmeren Krankenhausaufenthalt haben, sondern auch noch einen kürzeren, weil wir wesentlich schneller genesen. Das wiederum reduziert Kosten im Gesundheitswesen. Eine klassische Win-win-Situation.

»Unbehandelte oder unterbehandelte Schmerzen machen doof!«

Die gerade aufgezählten Konsequenzen unbehandelter oder unterbehandelter Schmerzen sind ein wichtiges Argument für eine angemessene Schmerztherapie. Viele Patienten haben eine Heidenangst vor den Nebenwirkungen einer solchen Therapie, dass aber Schmerzen als solche auch gravierende Nebenwirkungen haben, sollte man dabei nicht außer Acht lassen. Zum Beispiel ist es mittlerweile bewiesen, dass chronische Schmerzen schon mittelfristig zum Abbau grauer Hirnsubstanz und damit zum intellektuellen Abbau führen können. Vereinfacht ausgedrückt: Unbehandelte oder unterbehandelte Schmerzen machen doof! Nicht ohne Grund fordern verschiedene Schmerzgesellschaften schon seit mehr als einem Jahrzehnt, Schmerz als fünftes Lebenszeichen genauso wie Puls, Blutdruck, Atemfrequenz und Temperatur im Krankenhaus konsequent zu dokumentieren und ebenso konsequent zu behandeln.

Kapitel 3

Schmerz in verschiedenen Kulturen

Im Alter von fünfzehn Jahren war ich mit meinen Eltern im Urlaub in Sri Lanka, und während einer Rundreise durften wir einem faszinierenden Ereignis beiwohnen. Wir wurden Zeugen eines sogenannten Fruchtbarkeitsfestes, bei dem sich Hunderte von Menschen selbst verletzten. So liefen Einheimische mit Haken in den Beinen oder im Rücken herum, an denen Zitronen befestigt waren. Der Zitrusfrucht wird eine reinigende und läuternde Wirkung zugeschrieben. Es ging aber noch deutlich heftiger: Einige junge Männer hingen mit sieben oder acht großen Fleischerhaken im Rücken an Baumästen und winkten der etwas verstörten Touristengruppe fröhlich zu. Für mich war dieses Erlebnis extrem eindrücklich und bleibt mir bis heute im Gedächtnis: Menschen, die sich freiwillig irgendwelche Metallteile in den Körper bohrten und dabei noch außerordentlich gutgelaunt schienen. Vergleichbares kannte ich bis dahin nur von Fakiren, die auf Nagelbetten liegen und über Glasscherben gehen, oder von Feuerläufern, die zum Teil Strecken von bis zu zwanzig Metern über glühende Kohlen zurücklegen. Bei solchen Aktionen drängt sich die Vermutung auf, dass Schmerzwahrnehmung und Schmerztoleranz wohl von vielen verschiedenen Faktoren jenseits der rein biologischen abhängen – zum Beispiel von der Erziehung, aber auch vom kulturellen Kontext, in dem man aufgewachsen ist, und der entsprechenden gesellschaftlichen Erwartungshaltung.

Kennt der Indianer keinen Schmerz?

In unserem täglichen Sprachgebrauch finden sich tatsächlich Hinweise auf kulturelle Unterschiede in der Schmerzbewältigung, und so wird sicherlich jeder den Ausspruch »Ein Indianer kennt keinen Schmerz« schon mal gehört haben. Nun könnte man annehmen, dass Indianer eine besonders hohe Schmerztoleranz besitzen, und wer die Bücher von Karl May in seiner Jugend gelesen hat, hat dazu auch die entsprechenden Bilder im Kopf (Stichwort: Marterpfahl). In »Der Schatz im Silbersee«, einem seiner bekanntesten Werke, schreibt Karl May: »Ein Indianer wird von frühester Kindheit an im Ertragen körperlicher Schmerzen geübt. Er gelangt dadurch so weit, dass er die größten Qualen ertragen kann, ohne mit der Wimper zu zucken.« Interessanterweise hat Karl May erst viele Jahre nach dem Erscheinen seines Buches erstmals selbst nordamerikanischen Boden betreten. Das erklärt auch, warum das Sprichwort »Ein Indianer kennt keinen Schmerz« eigentlich nur bei uns wirklich geläufig ist, denn es entspringt der Phantasie eines deutschen Schriftstellers.

Tatsächlich gibt es bei vielen Indianerstämmen sogenannte Sonnentanz-Zeremonien, bei denen junge Männer sich selbst schmerzhafte Verletzungen zufügen. Hierzu sollte man wissen, dass diese Riten früher dazu dienten, Erfolg und Ansehen innerhalb des Stammes zu gewinnen. In diesem Zusammenhang ist die hohe Schmerztoleranzgrenze in gewissem Maße sozial erwünscht und damit auch für diese Personen prägend.

Das »Mittelmeer-Syndrom«

Vor rund vierzehn Jahren war ich ganz schön aufgeregt, als ich zur Geburt unserer ersten Tochter in Richtung Kreißsaal unterwegs war. Meine Frau und ich waren noch keine fünf Minuten dort, als im Kreißsaal nebenan so richtig die Post abging. Gellende Schreie, nur kurzzeitig unterbrochen von lautstarken Flüchen, hallten uns entgegen. Das Ganze war so heftig, dass man das Gefühl haben musste, gleich bröckelt der Putz von den Wänden. Und es nahm und nahm kein Ende. Irgendwann war ich der festen Überzeugung, dass die arme Frau im Nebenzimmer mit Sicherheit gerade Drillinge zur Welt brachte - und zwar alle gleichzeitig und quer. Wie erstaunt waren wir am nächsten Tag, als wir die gutgelaunte, frischgebackene italienische Mama im Frühstückszimmer der Entbindungsstation trafen, und sie uns erzählte, wie locker und problemlos doch die Geburt ihres zweiten Kindes letzte Nacht im Vergleich zur ersten Geburt gewesen sei.

Gibt es aber tatsächlich kulturelle Unterschiede in der Schmerzwahrnehmung? Was ist zum Beispiel dran am sogenannten Mittelmeer-Syndrom, genauer gesagt am Mater Dolorosa Syndrom (lateinisch für »schmerzensreiche Mutter« oder »Schmerzensmutter«), das besagt, dass Menschen - vor allem Frauen - aus dem Mittelmeerraum schmerzempfindlicher sind bzw. ihre Schmerzen im Vergleich zu den Nordeuropäern eher nach außen tragen und entsprechend intensiver äußern.

Haben Menschen aus einem anderen kulturellen Kontext eine andere Wahrnehmung, eine andere Schmerzschwelle? Oder haben sie einfach nur einen anderen Schmerzbegriff, denken sie anders über Schmerzen? Oder erleben sie Schmerz wirklich anders? Der Ethno-Mediziner Norbert Kohnen hat hochinteressante Feldforschungen, unter anderem bei einem Stamm philippinischer Fischer durchgeführt und konnte feststellen, dass Schmerz hier kein auf ein Organ bezogenes körperliches Empfinden darstellt, sondern dass eine zum Teil wesentlich stärkere emotionale Betonung vorliegt. So wurde von diesen Fischern zum Beispiel eine Seh- oder Hörschwäche, bzw. Störungen der geistigen Leistungsfähigkeit (z.B. bei einer Demenz) als schmerzhaft beschrieben.

Die Schmerzempfindungsschwelle ist in allen Kulturen gleich

Es konnte bereits in den 1960er Jahren durch zahlreiche Untersuchungen belegt werden, dass die Schwelle, ab welcher Schmerzrezeptoren erregt werden und ein entsprechender Reiz im Nervensystem weitergeleitet wird, bei allen Menschen nahezu gleich ist. Und das völlig unabhängig vom kulturellen Hintergrund und vom Geschlecht. Dies wiederum führt zu der Annahme, dass der eigentliche Leitungsapparat unserer Schmerzfasern und Schmerzbahnen bei allen Menschen ähnlich funktioniert.

Die Schmerzschwelle aber, das heißt der Moment, in dem eine Person einen Reiz als schmerzhaft empfindet, ist in verschiedenen Kulturen unterschiedlich. So konnte bereits in den 1950er Jahren belegt werden, dass Menschen aus dem Mittelmeerraum Hitzereize bereits als schmerzhaft empfanden, die von Nordeuropäern noch als hinnehmbar bezeichnet wurden.

Auch die Schmerztoleranz, der Moment, in dem sich eine

Person einem Schmerzreiz entziehen möchte, ist kulturell abhängig. Hierzu gibt es zahllose Untersuchungen aus den letzten fünfzig Jahren von verschiedenen ethnischen Gruppen. In einer Studie aus dem Jahr 1974 zeigten Italienerinnen die niedrigsten Schmerztoleranzwerte, afrikanische und irische Frauen hingegen zeigten eine wesentlich höhere Schmerztoleranz. Interessant ist dabei auch die Feststellung, dass ein relativ unemotionaler Umgang mit Schmerz sich tatsächlich positiv auf die Schmerztoleranz auswirkt. Das erklärt, warum sehr schmerzhafte Initiationsriten in verschiedenen Kulturen in der Regel ziemlich stoisch ertragen werden und dadurch mit einer geringeren Schmerzwahrnehmung einhergehen. Im Umkehrschluss heißt das: je lauter, desto mehr Aua. Ich erinnere noch einmal an mein »italienisches Erlebnis« im Kreißsaal.

Gesellschaftliche Erwartungshaltung

In manchen Gesellschaften ist es üblich, seinem Schmerz möglichst raumgreifend Ausdruck zu verleihen. Man kann und soll sogar lautstark schreien, stöhnen und weinen. In diesen Kulturen ist es wichtig und wird gesellschaftlich sogar erwartet, den Schmerz nicht zu verschweigen, sondern ihn möglichst nach außen zu tragen. Dies führt dazu, dass Familienmitglieder in ihrer Fürsorge und ihrem Beistand bestätigt werden. Wer in diesen Kulturen seinen Schmerz still erträgt, dem wird mangelndes Vertrauen in sein soziales Umfeld attestiert, daher stößt die Tatsache, Schmerz stumm zu erdulden, auf absolutes Unverständnis.

In Japan wiederum gibt es die Vorstellung, dass Bauchschmerzen der körperliche Ausdruck eines geistigen Ungleichgewichtes sind, da der Sitz der Seele im Bauch verortet wird. Entsprechend ist es nur zu verständlich, dass man eine geistige Disharmonie eventuell nicht allzu deutlich herausposaunen möchte.

Sie sehen schon, das individuelle Schmerzerleben ist höchst komplex. Es reicht von der vermeintlichen Schmerzfreiheit von Menschen unter Trance, beispielsweise bei Fakiren, bis hin zum Ganzkörperschmerzsyndrom, zum Beispiel der Fibromyalgie, bei der jede Faser und jedes Gelenk des Körpers schmerzhaft ist. Dazwischen gibt es alle Abstufungen. Junge Menschen empfinden Schmerzen anders als alte, Männer anders als Frauen, dazu kommt dann noch die jeweilige kulturelle Komponente. Ganz schön kompliziert!

In einer in den 1970er Jahren durchgeführten Studie konnten die Autoren beispielsweise feststellen, dass weiße Patienten bei einem Herzinfarkt eher über Brustschmerzen klagten, wohingegen dunkelhäutige eher über Luftnot berichteten. Um das Ganze noch verwirrender zu machen, ist der Betroffene mit seinem Schmerzerleben aber nicht alleine. Als zusätzlicher Faktor kommen jetzt nämlich noch die Profis ins Spiel. Denn auch Ärzte und Pflegekräfte urteilen und beurteilen etwaige Schmerzäußerungen ihrer Patienten wiederum aus ihrem kulturellen Kontext. In einer Studie, an der über fünfhundert Pflegekräfte aus den USA, Japan, Taiwan, Korea, Puerto Rico und Thailand mit gleicher Berufserfahrung und gleichen Alters teilnahmen, sollten die Teilnehmer anhand derselben Serie bekannter Verletzungen, also schmerzhafter Symptome, eine Einschätzung der damit verbundenen Schmerzen und der psychischen Belastung vornehmen. Es wird Sie nicht überraschen, dass die Durchschnittswerte der verschiedenen Gruppen höchst beträchtlich voneinander abwichen. Obwohl jede Gruppe felsenfest davon überzeugt war, sich auf objektive Fachkenntnisse zu berufen, reagierten sie unbewusst aufgrund der eigenen kulturellen Sozialisation. Und natürlich birgt das erhebliche Gefahren. Das kann unter anderem dazu führen, dass kulturelle Vorurteile eine adäquate Schmerztherapie verhindern, wenn z.B. der »Memme« aus dem Mittelmeerraum unterstellt wird, dass sie ohnehin nur simuliere.

Strategien zur Schmerzbewältigung

Norbert Kohnen, der sich intensiv mit Schmerz im kulturellen Kontext beschäftigt hat, benennt sechs Schmerzbewältigungsstrategien: die religiöse, die willentliche, die familiäre, die rationale, die fatalistische und die buddhistische. Ich werde sie Ihnen kurz vorstellen.

1. Religiöse Schmerzbewältigung

In den vergangenen Jahrhunderten mussten körperliche Beschwerden, die man nicht adäquat therapieren konnte, irgendwie ertragen werden. Im westlichen Christentum spielte die Religion bei der Erklärung des Phänomens Schmerz eine große Rolle. Die Vorstellung, dass Schmerzen als eine Strafe Gottes für im Leben begangene Sünden anzusehen und sie daher demütig hinzunehmen seien, waren eventuell für den einen oder anderen eine gewisse Erleichterung. Eine ähnliche Überzeugung besteht auch heute noch bei religiösen Juden. Schmerz wird als Prüfung und Botschaft Gottes verstanden und ein Stück weit auch als Impuls, gegebenenfalls Dinge in seinem Leben zu ändern. Man darf seinen Schmerz laut äußern, aber er sollte als Zeichen Gottes nicht medikamentös beseitigt werden. Ähnliche Vorstellungen gibt es durchaus auch bei gläubigen Muslimen, auch diese deuten oftmals Schmerz und Krankheit als Zeichen ihres Gottes. Hier muss man sich dann auch nicht wundern, dass angesetzte Schmerzmedikamente nicht wirken (weil sie nicht eingenommen werden), denn wenn Gott zu einem spricht, sollte man den Lautsprecher nicht auf stumm schalten. Ohne dieses wichtige Wissen kann das medizinische Personal in der Hektik schon einmal genervt reagieren: »Ja, wenn der sich nicht helfen lassen will, soll er den Schmerz halt ertragen. Ich kann niemanden zu seinem Glück zwingen!«

2. Willentliche Schmerzbewältigung

Das Motto lautet hier: »Ich versuche Schmerz gar nicht erst zuzulassen und wenn er doch auftritt, werde ich ihn unterdrücken. Ich werde selbst mit meinem Schmerz fertig werden.« Diese Überzeugung ist von einer starken Selbstbeherrschung gekennzeichnet. Man findet diese Schmerzbewältigungsstrategie zum Beispiel bei Iren. Hier gibt es zudem die religiöse Überzeugung, dass Gott einen mit Schmerzen straft. Wenn man natürlich nicht nach außen hin demonstrieren möchte, dass man von Gott gestraft ist, zieht man sich konsequenterweise ins stille Kämmerlein zurück. Es gilt in dieser Kultur entsprechend als unfein, Schmerzen zu äußern.

3. Familiäre Schmerzbewältigung

Diese Schmerzbewältigung ist typisch für die Mittelmeeranrainer (dazu gehören neben dem schon erwähnten Italien beispielsweise Spanien, Frankreich, Slowenien, Kroatien, Griechenland, Albanien oder die Türkei). Hier gilt die Überzeugung, dass die Familie bei der Schmerzbewältigung unterstützt und durch Zuwendung helfen kann. Geholfen werden kann einem aber auch nur, wenn man seine Hilfsbedürftigkeit entsprechend laut und deutlich äußert.

4. Rationale Schmerzbewältigung

Diese in Mittel- und Nordeuropa sowie in Nordamerika verbreitete Bewältigungsstrategie ist mit einer hohen Kontrollüberzeugung verbunden. Beschwerden werden möglichst objektiv und mit geringer emotionaler Beteiligung geschildert, damit der Arzt sofort eine zielgerichtete und rationale Behandlung einleiten kann.

5. Fatalistische Schmerzbewältigung

Die von Norbert Kohnen beobachteten traditionell lebenden Filipinos sind davon überzeugt, dass nur Gott Schmerzen beseitigen kann, daher wird das Schicksal zwar beklagt, aber der Schmerz entsprechend geduldet.

6. Buddhistische Schmerzbewältigung

Bei gläubigen Buddhisten herrscht die Überzeugung, dass ertragene Schmerzen und Krankheiten helfen, das Karma zu verbessern. Da im Leben gute und schlechte Taten entsprechend gewichtet und sich auf das nächste Leben auswirken werden (»Komme ich als Darmbakterie oder als Gott zurück?«) herrscht die Vorstellung, dass das Verhalten in diesem Leben maßgeblich bestimmt, als was man im nächsten Leben wiedergeboren wird. Und durch das Ertragen von Schmerz erwirbt man sich mögliche Vorteile für das folgende Leben.

Im Wesentlichen kann man zwischen zwei großen kulturellen bzw. gesellschaftlichen Mustern unterscheiden. Zum einen zwischen individualorientierten (Mittel- und Nordeuropäer sowie Nordamerikaner) und familienorientierten Gesellschaften (Mittelmeeranrainer). Die familienorientierten Gesellschaften sind davon überzeugt, Schmerz und auch Krankheiten nur mit Hilfe der Familie bewältigen zu können. Dazu müssen Beschwerden entsprechend nach außen getragen werden. Es ist auch normal und für diese Patienten wichtig, dass sie in dieser Zeit von vielen Familienangehörigen begleitet werden. Das ist im Krankenhausalltag im Vierbettzimmer natürlich eine besondere Herausforderung. Diese Patienten haben eine ausgesprochen externale Kontrollüberzeugung, das heißt, nur das enge soziale Umfeld kann dafür sorgen, dass es einem wieder besser geht. Patienten aus individualorientierten Gesellschaften sind hingegen davon überzeugt, sich selbst helfen zu können, indem sie möglichst frühzeitig ärztlichen Rat einholen und diesen auch befolgen. Hier herrscht die hohe internale Kontrollüberzeugung vor.

Was machen Sie jetzt als Arzt, wenn Sie in einem Zimmer einen Deutschen und einen Italiener liegen haben, beide mit einem gebrochenen Bein und vergleichbaren Schmerzen? Ganz einfach: Dem einen erklären Sie ganz klar den Sachverhalt und bieten ihm die entsprechende medikamentöse Schmerztherapie an, dem anderen natürlich auch, aber hier ist es zusätzlich sinnvoll, den Patienten mit seiner Familie zu umgeben. Schalten Sie bei ihm dann aber noch den Fernseher ein, wenn in der Champions League Bayern München auf Juventus Turin trifft und hoffen Sie inständig darauf, dass Juve gewinnt.

Vielleicht ist Ihnen jetzt ein wenig klarer geworden, welche kulturelle Dimension Schmerz haben kann und welche erheblichen Stolperfallen im Umgang mit Schmerzpatienten aus einem anderen kulturellen Kontext entstehen können. Generell gilt aber über alle kulturellen und geographischen Grenzen hinweg wohl die Aussage des französischen Chirurgen René Leriche: Der einzig erträgliche Schmerz ist der Schmerz der anderen.

Kapitel 4

Ist Schmerz männlich?

Bei der winzigsten Erkrankung fühlen sie sich gleich vom Aussterben bedroht, ein harmloser Schnupfen führt sie an den Grabesrand, beim Fußball vom Gegner leicht touchiert, stürzen sie schreiend zu Boden und bleiben minutenlang weinend und wimmernd liegen, alleine die Vorstellung einer Blutentnahme macht die sofortige Einnahme von Kreislauftropfen zur Kollapsvermeidung notwendig. Sind Männer wirklich, wie so oft behauptet wird, derartige Weicheier?

Interessanterweise ist die geschlechtsspezifische Schmerzforschung ein noch ziemlich junges Wissenschaftsgebiet. So gibt es erst seit den 1990er Jahren ernstzunehmende Studien, und das bedeutet, dass wir eigentlich fast ausschließlich über Daten hinsichtlich Medikamentenwirkungen bei Männern verfügen. Warum? Diese Daten waren für die Pharmafirmen wesentlich einfacher zu erheben: Männer sind Wesen ohne zu berücksichtigende gröbere hormonelle Schwankungen und werden nicht schwanger. Und gerade das Risiko einer fruchtschädigenden Wirkung eines Medikamentes ist seit dem Contergan-Skandal in den 1950er bis 1960er Jahren mit weltweit mehr als zehntausend missgebildeten Kindern das Horrorszenario eines jeden Pharmakonzerns. Von daher ist es nur zu verständlich, dass diese Firmen den vermeintlich leichteren Weg gewählt haben. Trotzdem ist es gut, dass mittlerweile geschlechtsspezifische Studien durchgeführt werden, da Männer und Frauen – o Wunder – auch bei Medikamentenwirkungen und Nebenwirkungen zwei völlig unterschiedlichen Gattungen anzugehören scheinen.

Doch im Gegensatz zu der landläufigen Vorstellung vom leidenden Mann wissen wir heute, dass Frauen häufiger Schmerz empfinden und mehr Schmerzareale angeben als Männer. Wir wissen auch, dass Schmerzen bei Frauen länger anhalten, öfter chronifizieren und dass die Schmerzschwelle und Schmerztoleranz niedriger sind als bei Männern. Insgesamt haben Frauen eine deutlich höhere Schmerzsensibilität. Interessant ist hierbei, dass es vor dem Eintritt in die Pubertät keine klar beschreibbaren Unterschiede in der Schmerzwahrnehmung zwischen Jungen und Mädchen gibt, wohl aber in Bezug auf die Schmerzbewältigungsstrategien. Und schon befinden wir uns wieder im kulturellen, beziehungsweise im gesellschaftlichen Kontext, denn es ist sicherlich auch ein Stück weit erlerntes und anerzogenes Verhalten, dass Mädchen eher Zuwendung erfahren und diese dann auch suchen, während Jungs mit Sätzen wie »Reiß dich mal ein bisschen zusammen!«, »Beiß auf die Zähne!«, oder »Stell dich nicht so an!« bei Schmerzen eher auf sich selbst zurückgeworfen werden. Auf diesem Weg lernt man als Heranwachsender natürlich schnell, dass hier die ersehnte Zuwendung eher über Tapferkeit zu erreichen ist. Ebenso interessant ist, dass die geschlechtsspezifischen Unterschiede in der Schmerztoleranz ab dem fünfzigsten bis siebzigsten Lebensjahr wieder deutlich abnehmen. Das bedeutet konkret, dass Frauen genau in den Jahren ihrer Fortpflanzungsfähigkeit ein gegenüber Männern hochgeregeltes Schmerzempfinden haben.

Ist also alles eine Frage der Hormone?

Nicht alles, aber Hormone scheinen hier einen ganz wesentlichen Stellenwert einzunehmen. Wir wissen zum Beispiel, dass nach einer Geschlechtsumwandlung vom Mann zur Frau und einer entsprechenden Gabe weiblicher Sexualhormone das Risiko, chronische Schmerzen zu entwickeln, um circa dreißig Prozent steigt. Genauso wissen wir, dass bei der Umwandlung von Frau zum Mann beispielsweise chronische Kopfschmerzen um circa fünfzig Prozent zurückgehen.

Was sind nun die Gründe für tiefere Schmerzschwellen bei Frauen? Warum nehmen Frauen Schmerzen früher und vor allem intensiver wahr? Wenn wir uns die verschiedenen Hormone genauer ansehen, dann gibt es deutliche Hinweise, dass das männliche Sexualhormon Testosteron sich eher entzündungshemmend, das weibliche Hormon Östrogen dagegen eher entzündungsfördernd verhält. Schmerz und die Ausschüttung von Botenstoffen, die wiederum unsere Schmerzrezeptoren aktivieren, hat ganz viel mit Entzündung zu tun, so dass man durchaus wissenschaftlich belegt konstatieren kann, dass Testosteron in der Tat schmerzunempfindlicher macht. Interessant wird es auch, wenn man sich mit der Hormonsituation der Frau während einer Schwangerschaft beschäftigt. Denn hier kommt es zu einem deutlichen Anstieg von Progesteron, dem sogenannten Gelbkörperhormon, und siehe da – gerade dieses Hormon macht nachweislich wieder schmerzunempfindlicher. So haben viele Frauen während ihrer Schwangerschaft zum Beispiel deutlich seltener und oftmals weniger schwere Migräneanfälle. Das ist natürlich außerordentlich hilfreich, um die Schmerzen und den Stress einer Geburt halbwegs zu ertragen und gut durch diese Zeit zu kommen. Außerhalb von Schwangerschaften scheint sich allerdings kein Selektionsnachteil für die Frauen aus ihrer erniedrigten Schmerztoleranz ergeben zu haben. Und vielleicht war es in grauer Vorzeit ja auch tatsächlich wichtig, dass der Mann als Jäger das Mammut auch mit angebrochenem Arm noch in Richtung Höhle gezerrt hat.

Dass die Schmerzempfindungsfähigkeit von Frauen insgesamt schärfer geschaltet ist als bei Männern, kann man durch eine Reihe von Tests gut belegen. So beschreiben Frauen in der Regel einen Hitzereiz ab 47 °C als nicht mehr erträglich, während Männer hier eine Schmerztoleranzgrenze von 50 °C (hier gilt der Durchschnitt; natürlich gibt es auch beinharte Frauen und empfindlichere Männer) als nicht mehr tolerabel empfinden. Ähnliche Werte zeigen sich bei Kältereizen oder einem weiteren standardisierten Test – dem sogenannten Daumennageldruckschwellentest. Hier wird ein bestimmtes Gewicht auf den Daumennagel aufgelegt und die Schmerztoleranzgrenze ermittelt: Frauen liegen auch hier deutlich unter der männlichen Toleranzgrenze. Ganz besonders interessant ist ein weiteres Phänomen, das ich in den folgenden Kapiteln noch vertiefen werde: Schmerzen härten uns nämlich nicht ab, sondern im Gegenteil, sie machen uns immer empfindlicher. So gaben Frauen mit chronischen Rückenschmerzen die Toleranzgrenze im Daumennageldrucktest bei 3,9 Kilogramm an. Bei Frauen mit Fibromyalgie-Syndrom lag der Wert sogar nur bei 3,5 Kilogramm, während gesunde Probandinnen bis zu 5,6 Kilogramm auf dem Daumennagel ertrugen.

Aber auch fernab der Hormone gibt es erhebliche Unterschiede zwischen Männern und Frauen in der Schmerzverarbeitung. Männer können nachweislich ihre schmerzhemmenden Systeme, unter anderem das Endorphin-System, wesentlich besser aktivieren als Frauen, und auch im Gehirn sind verschiedene Areale in der Schmerzbewältigung unterschiedlich aktiv. Dies kann man wunderbar über funktionelle Kernspintomographien darstellen, bei denen sich bei experimentell gesetzten Schmerzreizen besonders aktive Hirnareale farblich darstellen. Bei Männern sind es eher die analytischen Zentren der Hirnrinde, die dann auf Hochtouren laufen, während bei Frauen das limbische System sehr viel aktiver ist. Das ist der Ort des Gehirns, der für die Verarbeitung von Emotionen und die Entstehung von Triebverhalten verantwortlich ist. Vereinfacht gesagt: Dort sitzen die Gefühle. Das heißt, Frauen haben eine wesentlich emotionalere Schmerzverarbeitung als Männer. Es gibt noch weitere gravierende Unterschiede, beispielsweise was den Bedarf an Opioid-Schmerzmitteln angeht. So brauchen Männer circa fünfzig Prozent mehr Morphin, um eine ähnliche Schmerzlinderung zu erreichen wie Frauen. Das liegt daran, dass bei Frauen ein höheres Bindungspotential für Morphin nachgewiesen werden konnte. Eine andere, ganz putzige Besonderheit ist, dass bei rothaarigen Frauen bestimmte Schmerzmittel besonders gut wirken, wohingegen dies bei rothaarigen Männern nicht zutrifft; und das, obwohl die genetische Besonderheit, die man diesem Wirkunterschied zuschreibt, gar nicht auf dem Geschlechtschromosom liegt.

Zusammenfassend kann man also sagen, dass Frauen – insbesondere zwischen der Pubertät und der Menopause – deutlich schmerzempfindlicher sind, häufiger Migräne, Spannungskopfschmerz, Reizdarmsyndrom, Fibromyalgie und Rheumaschmerzen haben, eher dazu neigen, chronische Schmerzen zu entwickeln, aber auch generell anders mit ihrem Schmerz umgehen als Männer. Sie reden mehr darüber, sie klagen eher über ihre Beschwerden und kommen über ihre Verarbeitungsmechanismen oftmals besser mit ihren Schmerzen zurecht als Männer. Diese wiederum neigen wesentlich stärker zum sozialen Rückzug.

Auch die Unterschiede bei Frauen und Männern bezogen auf Wirkungen und Nebenwirkungen verschiedener Medikamente sind derart eklatant, dass es für die Forschung hier noch unendlich großen Nachholbedarf gibt. Der aktuelle Wissensstand deutet aber mehr als deutlich darauf hin, dass Schmerz weiblich ist.

Wie sieht es aber mit Infekten bei Männern aus? Stichwort Männerschnupfen. Testosteron, das männliche Sexualhormon, macht nach neuer Studienlage nachweislich infektanfälliger und führt auch zu schlimmeren Verläufen, d. h. ganz konkret: Männer haben häufiger grippale Infekte, und wenn sie dann Kopf- und Gliederschmerzen bekommen, sind diese wesentlich stärker als bei Frauen. Von daher lässt sich ganz klar sagen: Männer sind im Rahmen von banalen Infekten wesentlich wehleidiger als Frauen, aber völlig zu Recht.

Kapitel 5

Schmerz bei Kindern

Die häufigste Lüge in der Medizin: Es wird nicht weh tun.

Gerhard Kocher

Dem kleinen Noah wird im Alter von acht Tagen von einem jüdischen Beschneider, dem Mohel, die Vorhaut entfernt. Diese rituelle Zeremonie findet nicht etwa in einem Krankenhaus statt, sondern im Haus seiner Eltern – auf dem Esszimmertisch. Noah erhält dafür weder eine Narkose noch eine lokale Betäubung. Da liegt er nun, der kleine Wurm, schreit wie am Spieß, versucht verzweifelt mit den Beinchen zu strampeln und erleidet unsägliche Schmerzen. Zur Erinnerung: Neugeborene besitzen noch keine ausgereiften schmerzhemmenden Systeme! Neben den Schmerzen, möglichen Wundheilungsstörungen, Einblutungen und der ohnehin nicht zu vernachlässigenden Infektionsgefahr, ist es in Deutschland zum Glück nicht üblich, dass der Mohel – als Abschluss der Beschneidung – das Blut von der Wunde mit dem eigenen Mund absaugt, wie es in ultraorthodoxen jüdischen Gemeinden in Israel und in den USA praktiziert wird, und im »besten Fall« noch Herpesviren überträgt, an denen der kleine Mann, wenn er Pech hat, im Rahmen einer dramatisch verlaufenden Gehirnentzündung stirbt.

Im Jahr 2012 gab es in Deutschland ein spektakuläres

Urteil des Landgerichtes Köln, das ganz klar die Rechtswidrigkeit medizinisch nicht begründeter Beschneidungen bei nicht einwilligungsfähigen Jungen festgestellt hat. Kurz darauf ging ein unfassbarer Aufschrei durch die jüdischen und muslimischen Gemeinden, denn in beiden Religionsgemeinschaften ist die Beschneidung ein jahrtausendealter religiöser Ritus. Im Grunde genommen wäre dieses Urteil eine prima Gelegenheit gewesen, sich fern von politischen, juristischen oder religiös-fundamentalistischen Überlegungen endlich einmal sachlich mit dem Thema auseinanderzusetzen. Leider hat sich die Bundesregierung damals dagegen entschieden. Und so wurde doch tatsächlich beschlossen, dass religiös motivierte Beschneidungen bei Jungen nicht rechtswidrig sind. Im Originalton lautet der noch ganz überstürzt in 2012 erweiterte Gesetzespassus seitdem wie folgt: »Die Personensorge umfasst auch das Recht, in eine medizinisch nicht erforderliche Beschneidung des nicht einsichts- und urteilsfähigen männlichen Kindes einzuwilligen, wenn diese nach den Regeln der ärztlichen Kunst durchgeführt werden soll. (...) In den ersten sechs Monaten nach Geburt des Kindes dürfen auch von einer Religionsgesellschaft dazu vorgesehene Personen Beschneidungen durchführen, wenn sie dafür besonders ausgebildet sind und ohne Arzt zu sein für die Durchführung der Beschneidung vergleichbar befähigt sind.«

Jetzt erlaube ich mir, mit einem leicht sarkastischen Unterton hinzuzufügen, dass es fernab der jüdischen und der muslimischen Glaubensrichtung auch andere Religionsgemeinschaften gibt, die beispielsweise die Genitalverstümmelung von Mädchen als jahrtausendealte Riten pflegen. Und dass die Bundesrepublik Deutschland im Jahr 1990 die UN-Kinderrechtskonventionen unterschrieben hat und sich damit verpflichtet hat, alle wirksamen und geeigneten Maßnahmen zu treffen, um überlieferte Bräuche, die für die Gesundheit der Kinder schädlich sind, abzuschaffen. Das wurde wohl des religiösen Friedens willen komplett ausgeblendet.

Gerne möchte ich mich an dieser Stelle mit den vier wichtigsten Punkten beschäftigen, die von den Befürwortern der rituellen Beschneidung immer wieder in ihren Argumentationen nach vorne gebracht werden:

1. Eine rituelle Beschneidung ist lediglich ein kleiner komplikationsarmer Eingriff, der sehr schnell geht und nur leichte Schmerzen verursacht, die in etwa mit einer Routineimpfung verglichen werden kann.
2. Kinder und insbesondere Säuglinge empfinden weniger Schmerzen als Erwachsene.
3. Bei kleinen Kindern gibt es keine Erinnerung an ein schmerzhaftes Ereignis und daher auch keine möglichen Traumafolgen.
4. Betäubungsmittel und Schmerzmittel bergen ein größeres Risiko für das Kind als der Schmerz der Beschneidung, und man möchte das Kind ja nicht zusätzlich gefährden.

Fangen wir beim ersten Punkt an. Was ist ein »kleiner Eingriff«? Und wer entscheidet das? Sicherlich werden Sie mir beipflichten, dass die Entfernung eines Blinddarms (eigentlich müsste ich Wurmfortsatz schreiben, aber im Volksmund heißt das Ding nun mal Blinddarm) mittels Schlüsselloch-Chirurgie, das heißt, durch winzig kleine Schnitte und mit Hilfe einer Minikamera, im Vergleich zu einer großen Operation, bei der zum Beispiel der halbe Dickdarm entfernt wird und der Bauch entsprechend großräumig geöffnet wird, doch wirklich ein kleiner Eingriff ist. Eigentlich völlig klar, oder? Blöd nur, dass die Blinddarmoperation mittels Kamera in aller Regel postoperativ, also im Verlauf der Regeneration, viel mehr Schmerzen verursacht, als eine große offene Bauchoperation. Denken Sie jetzt bitte an meine Schilderungen ganz am Anfang des Buches. Sie wissen schon, die winzigen Schnitte im Trommelfell und die klitzekleinen Mandeln, die mir rausgeschnitten wurden. Wenn man bedenkt, dass die männliche Vorhaut mit ihren rund hundert Quadratzentimetern eine ganz zentrale Rolle der sexuellen Empfindungsfähigkeit des Mannes einnimmt und eine entsprechend hohe Berührungs- und auch Schmerzrezeptorendichte aufweist, ist der Vergleich der Schmerzhaftigkeit einer Beschneidung bei vollem Bewusstsein mit einer Impfung absolut zynisch. Welcher erwachsene Mann würde sich freiwillig bei vollem Bewusstsein ohne jedwede Schmerzmedikamente die Vorhaut operativ entfernen lassen? Bei Frauen gehe ich einfach eine Etage höher. Könnten Sie sich ernsthaft vorstellen, sich mit einem Skalpell einfach so eine Brustwarze abschneiden zu lassen? Jede Wette, dass Ihnen allein bei der Vorstellung schon ganz schlecht wird.

Auch der Hinweis auf eine niedrige Komplikationsrate ist sachlich falsch. Blutungen, Infektionen und Wundheilungsstörungen treten bei bis zu zehn Prozent aller Eingriffe auf. Und das sind nur die Komplikationsraten, die bei ärztlich durchgeführten Beschneidungen in einem Operationssaal unter Vollnarkose mit schmerzlindernder lokaler Betäubung und entsprechenden Sterilitätskriterien auftreten. Spätfolgen wie zum Beispiel Vernarbungen oder Empfindlichkeitsverlust der Eichel mit entsprechenden sexuellen Funktionsstörungen des Mannes sind hier noch überhaupt nicht berücksichtigt. Versuchen Sie es sich bildlich vorzustellen:

Bei ärztlichen Beschneidungen unter Vollnarkose liegen die Kinder völlig ruhig da. Bei rituellen Beschneidungen hingegen wird zu Recht gezappelt und sich gewehrt, was das Zeug hält. So erklärt sich naturgemäß auch die wesentlich höhere Komplikationsrate bei rituellen Beschneidungen, die oftmals ohne Narkose und ohne jedwede Schmerztherapie oder Betäubung durchgeführt werden, denn es ist ja in der Regel kein Arzt dabei. Und so finden sich in der Literatur durchaus spektakuläre Fälle, in denen nicht nur der »Kragen«, sondern versehentlich gleich der ganze »Wurm« entfernt wurde.

Kommen wir zum zweiten Punkt, der Schmerzempfindungsfähigkeit von Säuglingen und Kleinkindern. Wie bereits erwähnt, war es noch bis weit in die 1980er Jahre gängige Lehrmeinung, dass Früh- und Neugeborene aufgrund nicht voll ausgereifter Nervenstrukturen Schmerzen gar nicht empfinden können. Darüber hinaus konnte man sich auch noch damit trösten, dass eine bewusste Erinnerung grundsätzlich, aber natürlich auch an schmerzhafte Ereignisse vor dem dritten Lebensjahr, nicht möglich ist, und dass es daher keine Folge einer etwaig traumatischen Erfahrung geben könne. Im Jahr 1987 wurde eine bahnbrechende Studie veröffentlicht, in der gezeigt wurde, dass Neugeborene eine Operation herznaher Gefäße nach Eröffnung des Brustkorbes deutlich häufiger überleben, wenn man ihnen während der Operation ein Schmerzmittel verabreicht. Bis zu diesem Zeitpunkt war es weltweit üblich, diesen armen Wesen lediglich ein muskellähmendes Medikament zu geben, damit man in Ruhe operieren konnte. Lassen Sie sich das bitte noch einmal auf der Zunge zergehen. Mich schüttelt diese Vorstellung jedes Mal aufs Neue. Wir haben Medikamente, die sehr zuverlässig unsere gesamte Muskulatur lähmen, das heißt, uns völlig bewegungsunfähig machen, ohne dabei unser Bewusstsein zu dämpfen. Das sind Substanzen, die sich an das Pfeilgift Kurare anlehnen. Sie sind vollständig gelähmt, obwohl Sie bei vollem Bewusstsein sind und auch alles spüren können. Jetzt liegen Sie da, Ihre Atmung wird von einer Maschine übernommen, da auch Ihre Atemmuskulatur nicht funktioniert, und dann kommt jemand, der Ihnen mit einem Skalpell die Haut über dem Brustbein aufschneidet. Dann kommt die Knochensäge zum Einsatz, die Ihr Brustbein durchbricht. Ihr Gönner zieht nun mit einem schönen Schwung Ihr Brustbein in der Mitte auseinander und Sie hören, wie Ihre Rippenknochen ein wenig knacken. Zu guter Letzt wird noch ein Rippenspreizer eingespannt, damit sich Ihr Brustkorb weit auseinander dehnt. So ist der Blick frei und der Chirurg fängt nun an, an Ihrem Herzen herumzuschrauben. Ich denke, wir sind uns einig, dass es nur wenige ähnlich grausame Foltermethoden auf der Welt gibt.

Zurück zur Beschneidung und dem dritten Punkt der Liste. Ich denke, mittlerweile sollte jedem klar sein, dass eine Beschneidung schweineweh tut und eben nicht komplikationsarm ist. Können wir uns dann wenigstens damit trösten, dass ohne bewusste Erinnerung zumindest eine Traumatisierung des Kindes nicht möglich ist? Ich wünschte es wäre anders, aber hier gibt es nur eine richtige Antwort: Leider nein! Wir wissen, dass selbst einmalige schmerzhafte Ereignisse zu nachhaltigen und langanhaltenden Veränderungen der Schmerzschwelle führen und unser Schmerzgedächtnis verändern. So gibt es spannende Untersuchungen, die gezeigt haben, dass Kinder – je nachdem wie schmerzhaft die Geburt für das Kind war – noch Monate später bei Routineimpfungen ein gänzlich unterschiedliches Schmerzverhalten gezeigt haben. Die für das Kind sicherlich schmerzärmste Form der Geburt ist ein Kaiserschnitt. Ich betone hier noch einmal ausdrücklich: für das Kind! Das birgt zwar jede Menge andere Risiken – sowohl für das Kind als auch für die Mutter, aber das würde jetzt zu weit gehen. Bei einem Kaiserschnitt wird das Kind quasi aus dem Bauch herausgehoben und nicht durch den Geburtskanal gequetscht. Eine normale Geburt durch die Scheide tut da schon deutlich mehr weh, doch am schmerzhaftesten für das Kind ist eine Geburt, wenn es im Geburtskanal feststeckt und man es mittels Zange oder Saugglocke mühsam herauszerren muss. Hierbei entstehen zum Teil erhebliche Verletzungen: riesengroße Blutergüsse durch die Saugglocke oder schmerzhafte Quetschungen durch die Zange, die irgendwo am Kopf des Kindes angesetzt wird. Und siehe da, Kinder die mittels Saugglocke oder Zange geboren wurden, haben bei Routineimpfungen etliche Wochen nach der Geburt wesentlich länger geschrien als Kinder, die normal entbunden wurden. Am allerwenigsten haben sich die Kinder beklagt, die mittels Kaiserschnitt geboren wurden. Verstehen Sie mich bitte nicht falsch, das ist hier kein Plädoyer für nicht gerechtfertigte Kaiserschnittentbindungen! Ich möchte lediglich aufzeigen, dass auch dieses einmalige, aber schmerzhafte Ereignis der Geburt schon Spuren im Schmerzgedächtnis des Neugeborenen hinterlässt. Noch deutlicher wird es, wenn man sich das Verhalten männlicher Säuglinge ein halbes Jahr nach der Beschneidung ansieht. Hier gibt es hochdramatische Unterschiede im Schmerzverhalten zwischen Säuglingen, die überhaupt nicht beschnitten wurden, Säuglingen, die zumindest mit lokaler Betäubung beschnitten wurden und Säuglingen, die ohne jedwedes Schmerz- oder Betäubungsmittel da durch mussten. Letztere Gruppe hat in punkto Schmerzreaktionen mit weitem Abstand gewonnen, und bei der Routineimpfung zudem viel länger geschrien, als alle anderen.

Wie sieht es mit Beschneidungen bei Klein- und Schulkindern aus? Die rituelle Beschneidung von Muslimen wird in der Regel im Alter von vier bis sieben Jahren, jedoch spätestens bis zum Alter von dreizehn Jahren durchgeführt. Selbstverständlich kann sich das betroffene Kind sein Leben lang an diesen äußerst schmerzhaften operativen Eingriff erinnern. Hinzu kommt das Erleben eines völligen Kontrollverlustes. Die Kinder sind der Situation hilflos ausgeliefert und können diese schmerzhafte Prozedur nicht ablehnen. Entwicklungspsychologisch gesehen fällt eine Beschneidung im Alter von vier bis sieben Jahren in die Phase der Vertiefung der sexuellen Identität, die des besonderen Schutzes und der liebevollen Zuwendung der Eltern bedarf. Gerade in dieser Lebensphase des Kindes kann eine schmerztherapeutisch unbegleitete Beschneidung höchst gravierende psychotraumatische Folgen haben. Menschen, die zum Beispiel im Kindesalter eine Krebserkrankung durchgemacht haben, haben im Nachgang die schmerzhaften Prozeduren als wesentlich traumatisierender empfunden, als die eigentliche Grunderkrankung oder andere mit der Therapie einhergehenden Nebenwirkungen, wie zum Beispiel Übelkeit. Das kann dazu führen, dass im weiteren Lebensverlauf Ärzte gemieden werden und auch behandlungsbedürftige Erkrankungen entsprechend verschleppt werden. Ich kann mich noch gut an eine Kinderkrankenschwester aus unserer Klinik erinnern, die aus dem ehemaligen Jugoslawien stammt und als Kind bei bakteriellen Infektionen vom Kinderarzt täglich eine Antibiotikaspritze in die Gesäßmuskulatur bekam – und das zum Teil über Wochen. Diese Kollegin war durch nichts dazu zu bewegen, sich beim Betriebsarzt zu den vorgeschriebenen Blutuntersuchungen vorzustellen. Nach vielen, vielen Gesprächen konnten wir sie irgendwie überreden, nach vorheriger lokaler Betäubung der Vene, dass der von ihr bestimmte Arzt ihr dann letztendlich Blut abnehmen durfte. Trotzdem hat sie dabei geheult wie ein Schlosshund und musste von vier Kollegen festgehalten werden.

In Bezug auf die Beschneidung hilft in meinen Augen der Hinweis auf jahrhundertealte oder gar jahrtausendealte religiöse Riten wenig. Wenn wir in der Medizin beim »Das bleibt so, das haben wir schon immer so gemacht« geblieben wären, würden wir Ärzte auch heute noch fast ausschließlich vom Aderlass leben. Zum Glück haben sich im Laufe der letzten Jahrhunderte unsere wissenschaftlichen Erkenntnisse vermehrt und genauso wenig, wie sich heute jemand vorstellen kann, ein Bein unter Zuhilfenahme einer Flasche Whisky und eines Holzstocks zwischen den Zähnen des Patienten zu amputieren, sollte im 21. Jahrhundert eine Beschneidung ohne Schmerzausschaltung durchgeführt werden. Alle medizinischen Fachgesellschaften lehnen dies rigoros ab, und auch eine der renommiertesten internationalen medizinischen Fachzeitschriften bezeichnete die Beschneidung ohne adäquate Schmerztherapie unlängst als »barbarischen Akt«. Für mich hat das Ganze noch eine andere Dimension: Wir Ärzte haben einen Eid geleistet, niemals eine Operation aus nicht-medizinischen Gründen ohne die Einwilligung eines mündigen Patienten vorzunehmen. Alles was wir als Ärzte tun, ist prinzipiell Körperverletzung – auch die Verabreichung eines Medikamentes, weil wir damit potentiellen Schaden anrichten können. Die einzige Rechtfertigung für unsere tagtäglich vorgenommenen Körperverletzungen, die nun mal das Kerngeschäft unseres Berufes sind, ist das Vorliegen einer Einwilligung des mündigen und informierten

Patienten (das natürlich beim Kind stellvertretend durch den Personensorgeberechtigten erteilt wird) und das Vorliegen einer medizinischen Indikation, also der fachlichen Rechtfertigung für eine medizinische Maßnahme. Hier gilt der Leitsatz, dass der Nutzen der Maßnahme immer den möglichen Schaden übersteigen muss. Eine rituelle Beschneidung ist jedoch fachlich nie zu rechtfertigen. Um das Ganze noch auf die Spitze zu treiben: Der nächste Schritt wären dann Brustimplantate für Zehnjährige oder Beinverlängerungsoperationen für Kleinkinder, weil sich die beiden 1,60 Meter kleinen Eltern doch schon immer so sehr einen Basketballer gewünscht haben.

Schmerzen bei Kindern – ein allgemeinerer Blick

Die dreijährige Lena ist bei einem Grillfest in ein offenes Feuer gefallen und hat sich schwere Verbrennungen im Brust-, Hals- und Gesichtsbereich sowie an beiden Armen zugezogen. Dem sofort gerufenen Notarzt gelingt es nicht, eine Infusion zu legen. Eine halbe Stunde nach dem Unfall wird das Kind in die Chirurgische Notaufnahme des nächst liegenden kleinen Krankenhauses - ohne Kinderabteilung - gebracht. Erneut gelingt es den Ärzten nicht, dem Kind einen Zugang zu legen. Hier erhält das zwanzig Kilogramm schwere Kind erstmals ein Schmerzmittel in Form eines 125 mg-Paracetamol-Zäpfchens (die Dosierung für einen Säugling). Die Eltern werden aus dem Behandlungsraum geschoben und die chirurgischen Kollegen fangen an, die Wunden zu säubern. Nach einer guten Stunde wird das Kind dann immer noch ohne Infusion und ohne weitere Schmerztherapie in die Universitäts-Kinderklinik verlegt. Beim Eintreffen berichten die Eltern stolz, dass ihr tapferes Kind seit dem Unfall überhaupt nicht geweint habe. Die kleine Lena liegt völlig apathisch auf der Trage und reagiert nicht. Sofort bekommt sie ein schnell wirksames starkes Schmerzmittel auf Morphinbasis in Form eines Nasensprays verabreicht, das nach wenigen Minuten zu wirken beginnt. Erst dann fängt Lena erstmalig an, vor Schmerzen zu schreien und hört erst wieder auf, nachdem ihr noch vier weitere Dosierungen verabreicht wurden. Was war geschehen? Das kleine Mädchen war schlicht und ergreifend dermaßen traumatisiert, dass sie erst bei einsetzender Schmerzlinderung überhaupt in der Lage war, ihren Schmerz zu äußern. Auch für den Notarzt und die Krankenhausärzte hätte zu jeder Zeit die Möglichkeit bestanden, Lena eine gleichartige Schmerztherapie zukommen zu lassen. Aber sie haben weder von der Möglichkeit dieser besonderen Gabe über die Nase gewusst, noch sich in Bezug auf die Dosierungen sicher gefühlt. Ein Phänomen, was wir auch von medizinischen Laien kennen. Da bricht jemand auf der Straße sterbend zusammen, doch bevor jemand anfängt, ihn wiederzubeleben und ihm dabei eventuell ein paar Rippen bricht, steht man lieber in der Gegend herum und macht mal besser nix. Dann ist der Arme zwar auf jeden Fall tot, wird aber zumindest ohne Rippenbrüche beerdigt.

Bitte merken Sie sich: Es gibt ein Recht auf eine angemessene Schmerzbehandlung! Das dürfen Sie jederzeit für sich selbst einfordern und erst recht für Ihr Kind. Kein Arzt darf ohne Ihre Zustimmung eine medizinische Maßnahme an Ihrem Kind durchführen, es sei denn sie dient dazu, akut ein Leben zu retten, aber selbst da gehört die Schmerztherapie natürlich mit dazu.

Du wächst bestimmt!

Schmerzen sind bei Kindern keine Seltenheit und doch werden sie viel zu selten beachtet oder nicht ernst genommen. Im Schnitt beklagt jedes fünfte Kind in Deutschland mindestens einmal pro Woche Schmerzen. Und rund vier Prozent aller Kinder in Deutschland leiden unter chronischen Schmerzen, das heißt, mehrmals pro Woche auftretenden Schmerzen über einen Zeitraum von mindestens drei Monaten, die die Alltagstauglichkeit erheblich einschränken und die Kinder schwer belasten. In Zahlen bedeutet das ganz konkret, dass in Deutschland mindestens eine halbe Million chronisch schmerzkranke Kinder und Jugendliche leben.

Schmerzen bei Kindern – sechs traurige Fakten

- In Deutschland leben 500 000 chronisch schmerzkranke Kinder.
- 90 Prozent aller Jugendlichen berichten über Kopfschmerzerfahrungen.
- Knapp 90 Prozent aller sterbenskranken Kinder sind am Lebensende mit Schmerzmitteln unterversorgt.
- Kinder erhalten geringere Dosen an Schmerzmitteln als Erwachsene.
- Je jünger das Kind ist, desto weniger Schmerzmittel werden verabreicht.
- Je stärker behindert das Kind ist, desto weniger Schmerzmittel erhält es.

Kinder können schmerzhafte Prozeduren nicht ablehnen. Schmerzhafte Erlebnisse im Zusammenhang mit medizinischen Maßnahmen werden als wesentlich traumatisierender empfunden als selbst die schlimmste Krankheit. Wenn Sie Erwachsene, die als Kind eine Krebserkrankung überlebt haben, fragen, was für sie damals das Schlimmste war, bekommen Sie immer die gleiche Antwort. Nicht der Haarausfall, nicht die Angst vor dem Sterben, nicht die Übelkeit, es waren die Schmerzen! Und die Erinnerungen an diese höchst unangenehme Zeit können einen ein Leben lang begleiten.

Wir haben bei Kindern eine ganze Reihe von Besonderheiten zu beachten. Zum einen sind es Kommunikationsschwierigkeiten. Wenn Sie ein schreiendes Kleinkind vor sich haben, wissen Sie nicht genau, ob es Angst vor Ihnen hat, hungrig ist, einfach nur seine Mutter vermisst oder tatsächlich Schmerzen hat. Wir haben ja gesehen, dass Schmerz immer subjektiv ist. Wie kann ich also Schmerzen bei Kleinkindern überhaupt einschätzen? Weitere Besonderheiten sind, dass für die allermeisten Schmerzmedikamente in aller Regel keine kindgerechten Dosierungen zur Verfügung stehen und dass diese Medikamente obendrein für Kinder gar nicht zugelassen sind. Selbst verzögert wirksames Morphin, ein Schmerzmedikament, dessen Wirkung wir Ärzte schon seit vielen Jahrzehnten extrem gut kennen, ist erst ab dem zwölften Lebensjahr zugelassen. Welche Konsequenz ziehe ich daraus? Muss ich als Schmerzmediziner bei einem fünfjährigen Kind mit Krebsschmerzen deswegen tatenlos zuschauen, wie es sich quält? Dadurch, dass Schmerztherapie erst seit dem Jahr 2016 integraler Bestandteil der Ausbildung von Medizinstudenten ist, gibt es bei Allgemeinärzten eigentlich kein echtes Fachwissen über Schmerzbehandlung. Noch wesentlich schlimmer sieht es da in Bezug auf Kinder aus. So gibt es doch tatsächlich immer wieder Fachpublikationen, die ganz bizarre Empfehlungen aussprechen. 2004 wurde in einer sehr renommierten Fachzeitschrift darüber diskutiert, ob es sicherer und sinnvoller ist, Kindern, die zum Beispiel aufgrund von Karies eine etwas intensivere zahnärztliche Behandlung benötigen, diese besser in Vollnarkose durchzuführen oder das Kind festzubinden, den Mund gewaltsam zu öffnen und diese Prozedur einfach so vorzunehmen. Der Titel dieser Facharbeit lautete: »Strap him down or knock him out«. Ins Deutsche übersetzt heißt das so viel wie: »Binde ihn fest oder schlag ihn k. o.«. Die Autoren kommen allen Ernstes zu der Erkenntnis, dass die brutale Variante die bessere sei – weil es bei Menschen, die keine Narkose erhalten, deutlich seltener zu Narkosezwischenfällen kommt, als bei Menschen, die eine Narkose bekommen. Wow! Ein geradezu revolutionärer Erkenntnisgewinn. Das ist in etwa so, als würde ich Ihnen erklären, dass das Risiko, sich beim Schneiden eines Schnitzels mit einem Messer zu verletzen dramatisch abnimmt, wenn man stattdessen einen Löffel benutzt. Man hat das Gefühl, dass sich die Autoren dieser Veröffentlichung an einem Leitsatz eines Lehrbuches für Kinderheilkunde aus dem Jahr 1968 orientiert haben. In diesem steht wörtlich: »Kinder benötigen nur selten Schmerzmedikamente. Im Allgemeinen tolerieren sie Schmerzen gut«.

Eigentlich wissen wir so viel mehr, als noch vor zehn, zwanzig oder dreißig Jahren. Schade nur, dass ich mit »wir« das kleine Grüppchen an Kinderschmerztherapeuten meine. Und wenn ich von klein rede, dann meine ich wirklich sehr, sehr klein. Wenn ich alle weitergebildeten Kinderschmerztherapeuten in Deutschland zusammenzähle, dann sind wir weit unter zwanzig Personen (für mindestens 500 000 chronisch schmerzkranke Kinder; die Akutschmerztherapie ist hier noch gar nicht mit einbezogen). Im Umkehrschluss bedeutet das aber auch, dass die meisten Kinder, die in Deutschland leben, von nicht dafür ausgebildeten Ärzten und damit leider auch viel zu oft mit den völlig falschen Medikamenten und zudem meistens auch noch dramatisch unterdosiert behandelt werden. Darauf werde ich in Kapitel 7, wenn ich verschiedene Medikamente kritisch beleuchte, noch ausführlicher eingehen.

Wir wissen also, dass Schmerzen bei Früh- und Neugeborenen die Schmerzempfindung für Monate oder gar Jahre ungünstig beeinflussen. Wir wissen, dass unbegleitete schmerzhafte Maßnahmen bei kranken Babys in der Klinik dazu führen, dass diese später als Kinder sowohl vonseiten ihrer motorischen Entwicklung als auch vonseiten ihrer Lernfähigkeit, des Intellekts und des sozialen Verhaltens Auffälligkeiten entwickeln können. Wir wissen auch, dass bei Früh- und Neugeborenen sowie bei jungen Säuglingen direkt vor einer schmerzhaften Maßnahme die Gabe von Zuckerlösungen in den Mund zu einer Schmerzreduktion führt. Wir kennen zum Teil erschütternde Langzeitfolgen unbegleiteter schmerzhafter Erlebnisse bei Neugeborenen. Menschen, die als Säuglinge längere Zeit im Inkubator einer Kinderintensivstation verbracht haben, mussten zum Teil mehrere hundert schmerzhafte Maßnahmen über sich ergehen lassen. Die Mutter eines solchen Kindes hat mir bei einem Nachsorgetermin einmal berichtet, dass ihr mittlerweile fünfjähriger Sohn immer noch zusammenzucke und zu weinen anfange, wenn er ein bestimmtes Wiegenlied hört. Eine Spieluhr mit genau diesem Lied hatte er in seiner Zeit auf der Intensivstation im Inkubator und jedes Mal, wenn man versucht hat, ihn im Rahmen einer schmerzhaften Maßnahme zu beruhigen, wurde es abgespielt. Was ich gerade beschreibe, ist eine klassische Konditionierung, wie Sie es vielleicht vom Pawlow'schen Hund kennen. Bei jeder Fütterung des Hundes wurde ein Glöckchen geläutet. Irgendwann wurde der Hund beim Klingeln nicht mehr gefüttert und trotzdem lief ihm vor lauter Vorfreude jedes Mal der Speichel aus dem Mund. In dem Fall des fünfjährigen Jungen hat das Wiegenlied jedes Mal die abgespeicherte Horror-Erinnerung aktiviert. In einer anderen sehr spannenden Studie wurden zwei Gruppen von Erwachsenen verschiedene Fotos mit schmerzhaften Maßnahmen gezeigt, zum Beispiel ein Arm, in dem eine Spritze steckte, ein gebrochenes Bein oder eine unappetitliche Schürfwunde. Die emotionale Reaktion auf die abgebildeten Schmerzereignisse korrelierte dabei absolut mit der Dauer des Aufenthaltes der Betroffenen auf einer Intensivstation damals als Frühgeborene, während die Kontrollpersonen keine stärkeren emotionalen Schmerzreaktionen zeigten.

Auch im direkten Ländervergleich mit unseren deutschsprachigen Kollegen in Österreich und der Schweiz schneiden die deutschen Kliniken nicht wirklich prickelnd ab. Bei einer Umfrage, an der rund 400 Kinderkliniken in Deutschland, Schweiz und Österreich teilnahmen, zeigte sich, dass in Österreich zu 91 Prozent, in der Schweiz sogar zu 100 Prozent fast immer oder meistens schmerzlindernde Maßnahmen bei Blutentnahmen bei Kindern angewandt wurden. In Deutschland war das lediglich in 25 Prozent der befragten Kliniken der Fall. In meinen Augen ein echtes Armutszeugnis, oder um es positiv zu formulieren: Da ist noch sehr viel Luft nach oben.

Stellen Sie sich folgende Situation vor: Sie müssen mit

Ihrem Kind zum Arzt, weil eine wichtige Impfung ansteht. Ihr Kind ist natürlich wenig begeistert. Welches Verhalten Ihrerseits könnte die Situation jetzt entschärfen? Als Arzt freut man sich am meisten über Bemerkungen der Eltern, wie: »Jetzt kommt wieder der böse Arzt und pikst dich« (Ich weiß, man mag es kaum glauben, aber ich habe es zigfach erlebt) oder »Ich verspreche dir, der Mann pikst nur ein einziges Mal« (und das bei einem kleinen zweijährigen Speckbomber, bei dem man mindestens drei Röhrchen Blut abnehmen muss, keine einzige Vene zu sehen ist, und der sich vehement mit allen zur Verfügung stehenden Leibeskräften gegen die Blutentnahme wehrt). Mein Liebling bleibt aber nach wie vor der auch unter Ärzten »beliebte« Spruch: »Das tut jetzt gar nicht weh«. Woher wissen diese Eltern das? Und was sagen sie ihrem Kind, wenn es doch weh tut? Dass sie gelogen haben, um das quengelnde Kind ruhigzustellen, oder dass einfach der böse Arzt schuld war? Versuchen Sie sich bei einer Aussage wie »Jetzt kommt der böse Arzt und pikst dich« mal für einen Moment in das Kind hineinzuversetzen. Die engste Bezugsperson (Mutter oder Vater) schleppt einen zu einem bösen Menschen, der einem weh tut, während sie selbst nur daneben sitzt und zusieht, anstatt das Kind vor diesem massiven Übergriff zu schützen. Das ist für das Kind doch der totale Kontrollverlust! Der Mensch, der alles kann und der einen sonst vor allem bewahrt, liefert einen einer solchen Situation aus – und ist dabei augenscheinlich selbst völlig hilflos. So eine Erfahrung verstärkt die Hilflosigkeit des Kindes doch noch weiter.

Was bewirkt ein solches Verhalten? Es macht Kindern Angst. Angst wiederum erzeugt Hilflosigkeit. Dadurch wird das Schmerzerleben maximal verstärkt, was wiederum die Angst verstärkt und zu noch mehr Hilflosigkeit führt ... und schon strudeln wir in dieser Schmerz-Angst-Spirale immer weiter nach unten. Zum Schluss ist das Kind in heilloser totaler Panik, der Piks wird fünfmal so weh tun wie notwendig und wahrscheinlich sind sogar mehrere Versuche nötig, um tatsächlich Blut zu bekommen. Beim Stichwort »Keine Angst, das tut gar nicht weh« weiß das Kind ab sofort ganz genau, dass es nie wieder so vertrauensselig mit zum Arzt dackeln wird.

Interessanterweise ist auch elterliches Beruhigen des Kindes ein Warnsignal und damit ein eindeutiger Stressfaktor für das Kind. Das konnte durch Studien gut belegt werden. Kinder haben sehr feine Antennen, und wenn die Mutter die ganze Zeit etwas zu laut betont, dass »alles gar nicht so schlimm« und schon »bald vorbei« sei, dann führt das nur dazu, dass nicht nur eine, sondern alle Alarmglocken im Kopf des Kindes schrillen. Am besten ist es also, wenn das Kind seine Eltern als Partner des Arztes empfindet, und ganz klar die Notwendigkeit der Maßnahme benannt bekommt. Auch in diesem Fall gilt das Motto: Ehrlichkeit gewinnt! Von dem her ist es ganz wichtig, einem Kind auch vor einer geplanten schmerzhaften Maßnahme zu sagen, dass es piken wird und warum es so wichtig ist, heute zum Arzt zu gehen. Das führt letzten Endes zu einer Reduktion des Schmerzerlebens. Noch einmal, weil es für alle Beteiligten, vor allem aber das Kind, so unglaublich wichtig ist: Katastrophisieren ist ganz schlecht, beruhigen ist schlecht. Ablenkung hingegen ist gut, und natürlich auch Mitbestimmung. Am allerbesten geht der Arzt folgendermaßen vor, indem er dem Kind ruhig und unaufgeregt erklärt: »So, das tut jetzt kurz weh, du darfst aber mitbestimmen, wo ich piksen soll und du darfst laut bis drei zählen und erst dann pikse ich.« Als Elternteil kann man z. B. mit seinem Kind schon darüber sprechen, was man im Anschluss vielleicht Schönes unternimmt und dabei über seinen Arm streicheln. Dadurch bekommt das Kind ein Stück weit die Kontrolle zurück und ist der Situation nicht mehr ganz so hilflos ausgeliefert und merkt zudem, dass auch die Eltern nicht »hilflos« dabeistehen.

Wie gerade eben erwähnt, sind Ablenkungsstrategien extrem effektiv und auch nach Studienlage ähnlich gut wirksam wie lokale Betäubungsmaßnahmen. Hier kann man mit Musik auf den Ohren arbeiten, einen Film anschauen, ein Computerspiel spielen oder puzzeln. Bei einer Blutentnahme im Liegen bietet sich zum Beispiel ein Reifen an der Decke mit kleinen Geschenken an. Das Kind soll sich während der Blutentnahme schon mal ein Geschenk aussuchen und wenn alles überstanden ist, darf es das Geschenk abschneiden, auspacken und sich darüber freuen.

Gut und effektiv sind lokale Betäubungsmaßnahmen, zum Beispiel über eine betäubende Creme oder ein Pflaster. Der Nachteil ist, dass dieses Pflaster mindestens ein bis zwei Stunden einwirken muss, das heißt, es bringt gar nichts, wenn man erst in der Praxis damit anfängt. Dieses muss man schon zu Hause aufkleben, und es auch mindestens fünfzehn Minuten vor dem Piks wieder abnehmen, denn solange das Pflaster auf der Haut ist, quillt diese Stelle auf und man findet keine Vene mehr. Keine Angst, nach dem Entfernen ist die Haut noch mindestens ein bis zwei Stunden betäubt, man hat also jede Menge Zeit. Wichtig ist auch, dass man wegen möglicher Fehlversuche immer zwei oder drei Stellen gleichzeitig betäubt. Zugelassen und unbedenklich ist dieses Pflaster ab dem Neugeborenenalter. Ähnlich effektiv, aber noch wesentlich handhabbarer, ist eine lokale Betäubung mittels Eisspray. Hier muss man zwei bis acht Sekunden auf die betreffende Stelle aufsprühen, um ähnlich gute Effekte zu erzielen wie mit dem Betäubungspflaster. Das allerwirksamste Mittel aber ist eine Kombination aus Ablenkung, lokaler Betäubung und Eltern, die während der Prozedur kein größeres Aufhebens darum machen und dem Kind deutlich zeigen, dass das, was jetzt gerade passiert, absolut notwendig ist.

Typische Schmerzformen im Kindesalter und was zu tun ist

Der Klassiker bei Kindern sind chronische Schmerzen im Kopf- und Bauchbereich. Siebzig Prozent aller Kinder geben an, in den letzten drei Monaten Schmerzen gehabt zu haben, und diese Zahlen sind in den letzten zwanzig Jahren deutlich gestiegen. Mich wundert das keineswegs, denn gemäß des biopsychosozialen Schmerzmodells hat Schmerz immer auch psychosoziale Anteile. Wenn man sich heute einmal den Stundenplan mancher Kinder anschaut, wird einem richtig schwindlig. Da gibt es Zehnjährige, die nach acht Schulstunden und entsprechender Hausaufgabenzeit noch Ballett- oder Klavierstunden (oder beides) auf dem Plan haben, und Dreijährige, die im Kindergarten Chinesisch lernen und mit dem Chemiebaukasten experimentieren. Ich kann mir nicht vorstellen, dass dieses Bestreben, den Nachwuchs so verzweifelt zu fördern, zu guten Ergebnissen führt. Wie sagt ein afrikanisches Sprichwort doch so schön: »Das Gras wächst nicht schneller, wenn man daran zieht.« Und manchmal macht der übermäßige Druck auch krank.

Versuchen Sie einfach mal, die Dinge aus der Sicht des Kindes zu sehen: Da hat man schon leichte Spannungskopfschmerzen aufgrund einer verhärteten Schulter-Nackenmuskulatur (bio) und dann auch noch die Matheklausur morgen! Die letzte Arbeit hat es aus lauter Angst schon verhauen (psycho) und dann gibt es zusätzlich noch Druck der Eltern, die unbedacht Sätze sagen, wie: »Komisch, deine große Schwester hatte mit Mathe nie ein Problem!« (sozial). Und schon wird aus den leichten Spannungskopfschmerzen ein richtig wuchtiger Brummschädel.

Kopfschmerzen bei Kindern

Die internationale Kopfschmerzgesellschaft unterscheidet rund zweihundert verschiedene Kopfschmerzformen. Wir können das bei Kindern getrost auf die beiden allerhäufigsten eingrenzen: Kopfschmerzen vom Spannungstyp und die Migräne. Alles andere sind echte Raritäten. Wovor trotzdem alle Angst haben – sowohl Eltern als auch viele Ärzte – dass sich hinter den Kopfschmerzen etwas ganz Fürchterliches verbergen könnte, wie zum Beispiel ein Hirntumor, der natürlich durch diverse Untersuchungen umgehend ausgeschlossen werden muss. Wirklich?

Eine wichtige Frage: Wie oft kommt ein Hirntumor bei Kindern denn überhaupt vor? Die Antwort ist beruhigend: Zum Glück ist das eine absolute Seltenheit. So gibt es jedes Jahr in Deutschland rund fünfhundert Kinder, die neu an einem Hirntumor erkranken. Die wenigsten davon werden durch Kopfschmerzen auffällig, und die Kinder, bei denen das tatsächlich der Fall ist, haben nicht nur Kopfschmerzen, sondern auch andere neurologische Auffälligkeiten wie beispielsweise Gangunsicherheit, Krampfanfälle oder Sehstörungen. Das bedeutet im Umkehrschluss aber auch, dass man bei einem Kind mit einer typischen Beschreibung, die auf Spannungskopfschmerzen oder Migräne passt und einer unauffälligen körperlichen und neurologischen Untersuchung, getrost auf die Bildgebung verzichten kann. Für die Kinder ist der Einsatz eines Kernspingeräts eine belastende und zum Teil angstmachende Tortur, deren Kosten nicht zu unterschätzen sind. Im Saarland erkranken beispielsweise jedes Jahr ungefähr fünf Kinder neu an einem Hirntumor. Von diesen fünf Kindern klagen zwei über Kopfschmerzen, und bei beiden können mittels der neurologischen Untersuchung Auffälligkeiten festgestellt werden. Wenn Sie jetzt bedenken, dass bei einer Million Einwohnern rund 140 000 Kinder und Jugendliche über Kopfschmerzerfahrungen klagen, wird klar, wie irrsinnig und extrem teuer routinemäßige Kernspinkontrollen bei Kindern mit Kopfschmerzen sind. Würde man dieses Geld in Bolzplätze und bewegungsfreundliche Schulhöfe investieren, wäre den Kindern mit Sicherheit mehr geholfen.

Migräne bei Kindern

Migräne gehört nicht umsonst in die Hitliste der zwanzig unattraktivsten Erkrankungen, zumindest aus Sicht der Weltgesundheitsorganisation und das sehen Kinder ganz genauso, denn auch sie sind davon ziemlich häufig betroffen. So geht man heute davon aus, dass mindestens jedes zehnte bis zwanzigste Kind unter Migräne leidet. Diese Schmerzen werden von den Kindern als sehr stark beschrieben, als würde jemand pulssynchron mit einem Hammer auf ihren Kopf schlagen. Typisch ist auch, dass sich die Schmerzen schon bei minimaler Anstrengung, z. B. bei leichtem Treppensteigen, deutlich verschlechtern. Im Gegensatz zu vielen Erwachsenen haben Kinder meist nicht einseitige, sondern beidseitige Kopfschmerzen. Dazu kommt eine ausgeprägte

Licht- und Geräuschempfindlichkeit, oftmals gepaart mit Übelkeit und sogar Erbrechen.

Diese Migräneattacken dauern bei Kindern in der Regel wesentlich kürzer an als bei Erwachsenen, zum Teil unter einer Stunde. Die Kopfhaut ist extrem berührungsempfindlich, und viele Kinder spüren nach dem Erbrechen eine dramatische Erleichterung und schlafen oft auch während einer Attacke ein. Zwischen fünfzehn und dreißig Prozent der von Migräne betroffenen Kinder beklagen zusätzlich eine Aura-Symptomatik, also Sehstörungen, aber auch Sprechstörungen oder andere neurologische Auffälligkeiten, die kurz vor den eigentlichen Kopfschmerzen und der Übelkeit beginnen und in aller Regel rasch, das heißt, nach fünf bis sechzig Minuten wieder vollständig verschwinden.

Spannungskopfschmerzen bei Kindern

Kopfschmerzen vom Spannungstyp sind meist nicht so stark wie Migräneschmerzen. Sie werden von den Betroffenen eher als drückend und nicht pulsierend beschrieben. Die Kinder können in der Regel weiterspielen und müssen auch nicht unbedingt aus der Schule abgeholt werden. In den allermeisten Fällen tritt keine Übelkeit auf. Oftmals ist es gut möglich, die Kinder abzulenken, so dass der Schmerz nicht als überwältigend wahrgenommen wird. Natürlich gibt es auch Mischformen, das heißt Kinder, die sowohl unter Spannungskopfschmerzen als auch gelegentlicher Migräne leiden.

Was sollte ich an Untersuchungen veranlassen?

Der wichtigste Schritt: Führen Sie ein ausführliches Gespräch mit einem Arzt, der sich mit kindlichen Kopfschmerzen auskennt, kombiniert mit einer körperlichen Untersuchung.

Wenn die Beschreibung auf eine der beiden Kopfschmerzformen oder eine Mischform hindeutet und sich keine Auffälligkeiten bei der Untersuchung zeigen, braucht man eigentlich nur noch eine weitere Untersuchung beim Augenarzt, um festzustellen, ob die Kopfschmerzen vielleicht auf einer Fehlsichtigkeit beruhen, die man mit Hilfe einer Brille sofort korrigieren kann.

Welche Untersuchungen sind bei Kopfschmerzen absoluter Quatsch?

Blutuntersuchungen, Nervenwasseruntersuchungen, Hirnstrommessungen oder eine Bildgebung mittels Kernspintomographie sind selbst bei wiederkehrenden Kopfschmerzen ohne Alarmzeichen in der Krankengeschichte oder Auffälligkeiten bei der körperlichen Untersuchung nicht nötig (siehe oben). Den psychologischen Aspekt sollten Sie nie außer Acht lassen! Zudem besteht immer das Risiko, dass man tatsächlich den ein oder anderen auffälligen Blutbefund erhebt, oder ein leicht abweichendes EEG bekommt – und dann haben wir den Salat. Dann werden Folge-Kontrolltermine vereinbart und weitere Untersuchungen angeleiert – noch mehr Kosten und schlaflose Nächte (für die Eltern) entstehen. Und die Kinder? Völlig unnötig wurden sie auf diese Weise in eine diagnostische Mühle gezerrt mit der Folge, dass der Arzt in diesem Fall ein wunderbarer Chronifizierungsfaktor wird.

Wann muss ich tatsächlich weitergehende Untersuchungen veranlassen?

Während meiner Ausbildung hat ein ärztlicher Kollege allen Ernstes einmal zu mir gesagt: »Kein Mensch ist gesund. Die vermeintlich Gesunden sind einfach nur nicht gut genug untersucht.« Trotzdem gibt es natürlich Alarmzeichen, bei denen eine erweiterte Diagnostik sinnvoll ist. Dazu gehören plötzlich eintretende starke Schmerzen mit völlig ungewöhnlicher Intensität, stetig immer weiter zunehmender Schmerz, Kopfschmerzen, von denen die Kinder nachts wach werden, morgendliches Erbrechen auf nüchternen Magen oder auch Krampfanfälle. Der Hauptgrund, warum wir aber auch in Zukunft noch ganz viele Kernspintomographien von kindlichen Köpfen durchführen werden, ist, wenn die Angst der Familie vor einem Tumor einen vernünftigen Umgang mit den Kopfschmerzen verhindert. Wenn ich merke, dass ich mir als Arzt noch so viel Mühe geben kann, mir den Mund fusselig rede, und die Angst bei den Eltern trotzdem bleibt, dann muss man natürlich auch dieses Zugeständnis machen, aber damit ist es dann auch gut. Ich erlebe immer wieder Kinder, die in halbjährlichen Abständen erneute Bildgebungen erhalten, weil sie immer noch Kopfschmerzen haben.

Wie behandelt man Kopfschmerzen bei Kindern?

Das Wichtigste ist, dass die behandelnden Ärzte die Kinder und die Eltern darüber aufklären, dass diese Beschwerden nicht ungewöhnlich sind, sehr häufig auftreten und vor allem, dass sie nicht gefährlich sind. Man sollte die Familie dazu anregen, ein Entspannungsverfahren zu erlernen, aktive Ablenkungsstrategien einzuüben und ein Stück weit auch damit leben zu lernen. Ich gestatte bei Spannungskopfschmerzen maximal fünf Tage im Monat die Einnahme von Medikamenten, weil ich zum einen die Kinder nicht durch medikamentenbedingte Nebenwirkungen gefährden möchte, zum andern auch keine medikamentenbedingte Dauerkopfschmerzen auslösen will. Ganz anders sieht es bei der

Behandlung der Migräne aus! Hier sollte möglichst frühzeitig und dann auch mit einer vernünftigen Dosis die Attacke durchbrochen werden.

Bauchschmerzen

Bis zu 25 Prozent aller Kinder klagen in einem Zeitraum von drei Monaten über Bauchschmerzen. Bei funktionellen Bauchschmerzen, also Bauchschmerzen, bei denen keine anderweitige Grunderkrankung vorliegt, ist die körperliche Untersuchung unauffällig. Im Gegensatz zu den Kopfschmerzen ist es bei einer Erstabklärung durchaus sinnvoll, eine einmalige Blutuntersuchung mit Blutbild und Entzündungswerten durchzuführen sowie ebenso einmalig den Urin und den Stuhl zu überprüfen. Wenn ich keine Alarmzeichen habe und keine Auffälligkeiten in der Basisuntersuchung, kann ich auf weitere Untersuchungen wie zum Beispiel Magen- oder Darmspiegelungen getrost verzichten. In Einzelfällen kann eine Auslassdiät von Fruchtzucker oder Milchzucker sinnvoll sein.

Bei folgenden Alarmzeichen ist eine weitergehende Diagnostik erforderlich: bei anhaltenden Schmerzen, die nicht um den Nabel herum angegeben werden, Schluckstörungen, anhaltendem Erbrechen, nächtlichen Durchfällen, Blut im Stuhl, Schmerzen, die das Kind aus dem Schlaf heraus aufwecken, ungewolltem Gewichtsverlust, Gelenkbeschwerden, Auffälligkeiten im Bereich des Längenwachstums, bei einer verzögerten Pubertät oder ungeklärtem Fieber. Wenn keine gravierenden Ursachen für die Bauchschmerzen vorliegen, gilt es auch hier, Strategien zu entwickeln, um mit diesen Beschwerden zu leben und damit besser umzugehen. Es gibt keine guten Daten über die Wirksamkeit medikamentöser Therapien oder diätetischer Maßnahmen bei funktionellen Bauchschmerzen.

Generell muss man aber auch klipp und klar sagen: Jeder Mensch hat seine persönliche Schwachstelle. Der eine reagiert auf Stress mit Spannungskopfschmerzen, der Nächste kann nachts nicht mehr schlafen, der Dritte kommt nicht mehr von der Toilette runter, der Vierte entwickelt Bauchschmerzen, der Fünfte Herzrasen. Der liebe Gott hat uns nicht als perfekte Wesen erschaffen und ein Stück weit gilt es dann eben auch, diese eigene Sollbruchstelle zu akzeptieren und sich mit ihr anzufreunden. Nicht umsonst heißt es: Pflege deine Neurosen, sonst kommen andere.

Ebenfalls können bei Kindern häufig Wachstumsschmerzen auftreten, oft im Bereich der Beine – insbesondere abends und nachts, teilweise wacht das Kind sogar vor Schmerz auf. Üblicherweise dauern diese Schmerzen zehn bis fünfzehn Minuten, in seltenen Fällen auch mal Stunden an. Am häufigsten sind die Kniegelenke und die Unterschenkel betroffen. Rund ein Drittel aller Kinder zwischen dem dritten und zehnten Lebensjahr berichten über solche Schmerzen. Sie können durchaus für einige Wochen anhalten und auch mehrmals im Jahr auftreten. Wenn andere Schmerzursachen sicher ausgeschlossen sind, kann man diese Wachstumsschmerzen durchaus kurzfristig medikamentös behandeln.

Zusammenfassend kann man Folgendes sagen: Kopf- und Bauchschmerzen kommen bei Kindern häufig vor. In meinen Augen kann man hier durchaus von »typischen Kinderkrankheiten« reden. Gefährliche Kopfschmerzen sind äußerst selten. Das Hauptaugenmerk sollte darauf gerichtet werden, darüber aufzuklären, dass es sich hierbei nicht um bedrohliche Erkrankungen handelt. Ich sehe einen hohen Wirkungsgrad in den nicht-medikamentösen Verfahren, zum Beispiel durch Ablenkung, Wärme, Kälte, Entspannung, Akupunktur und vieles mehr. Es gilt auch ein Stück weit, damit leben zu lernen. Dazu gehört, dass man nicht permanent an den Schmerz erinnert wird oder davon spricht. Hier ist es oft sinnvoll und notwendig, Eltern zu erziehen. Ich vereinbare deswegen sehr oft die sogenannte 1-Euro-Regel: Immer wenn Eltern das Kind fragen, ob es Schmerzen hat, müssen sie einen Euro ins Sparschwein des Kindes stecken. Mit tollen Ergebnissen: Die für das Kind nervige Fragerei und damit auch die Fixierung auf den Schmerz hören sehr schnell auf! Eine Ausnahme sind akute Migräneattacken bei Kindern. Hier gilt es, frühzeitig zu einem Schmerzmedikament zu greifen, um die Attacke möglichst zeitnah zu unterbrechen oder zumindest zu lindern. Welche Medikamente man hier sinnvollerweise einsetzt, werde ich ausführlich im Kapitel »Medikamentöse Schmerztherapie« erläutern. Generell gilt aber, bei absehbarem Schmerz schon vorher zu handeln, das heißt, vor einem Piks die Stelle zu betäuben. Und um das Wichtigste nicht zu vergessen: bitte, bitte die Kinder ernst nehmen. Schmerzen sind bei Kindern nicht seltener als bei Erwachsenen und Sprüche wie »Wo willst du in deinem Alter denn Rückenschmerzen herhaben? Du hast doch noch nie was gearbeitet in deinem Leben!«, sind weder hilfreich, noch lustig. Gerade beim Thema »Rücken« werde ich später noch ausführlich erklären, warum auch die meisten Erwachsenen mit Rückenschmerzen eigentlich keinen »echten« Grund für ihre Beschwerden haben.

Denken Sie immer daran: Kinder sind nicht nur ihren Schmerzen ausgeliefert, sondern auch abhängig von der Bewertung und den Reaktionen ihres engsten Umfeldes – auch von uns Ärzten. Aufgrund ihrer Schutzbedürftigkeit verdienen sie daher ein besonderes Maß an Verantwortungsbewusstsein und Respekt.

Ella ist knapp zwölf Jahre alt, als sie mich zu meinen Studenten in die Vorlesung begleitet. Sie leidet unter einer Knochenstoffwechselstörung. Seit sie ein kleines Kind ist, muss sie mit ihren Schmerzen kämpfen. Sie hatte schon mehrfache Knochenbrüche, viele Operationen, noch mehr Krankenhausaufenthalte. Im Laufe der Zeit hat sie immer wieder ein und dieselbe Erfahrung machen müssen: nicht ernst genommen zu werden! (»Wieso tut dir das denn immer noch weh? Der Bruch ist doch jetzt verheilt.«) Ella hatte das zweifelhafte Glück, an Ärzte zu geraten, die sich entweder gar nicht für ihre Schmerzen und ihre Schmerztherapie interessierten oder die die massiven Risiken einer Schmerztherapie immer in den Vordergrund gerückt haben.

Als Ella vor einigen Jahren zu mir in die Behandlung kam, verordnete ich ihr relativ schnell ein stark wirksames Schmerzmittel aus der Morphinklasse, was dazu führte, dass ihre Schmerzen auch zeitnah auf ein erträgliches Maß zurückgingen. Leider wird so eine Schmerztherapie – und das auch noch als Dauertherapie bei einem Kind – von ganz vielen Kollegen nicht akzeptiert, und so wurden Ella und ihre Eltern von anderen Ärzten oftmals mit Aussagen konfrontiert wie: »Unfassbar! So starke Medikamente bei einem Kind? Das ist doch völlig unverantwortlich! Wollen Sie Ihrem Kind schaden?« Darauf folgten natürlich die gut gemeinten Ratschläge, man müsse diese gefährlichen Medikamente sofort rausnehmen und Ella müsse eben lernen, mit ihren Schmerzen zu leben. Solche Aussagen wiederum finde ich unfassbar! Über die Sinnhaftigkeit einer medikamentösen Schmerztherapie – auch schon bei einem Kind, bei dem klar ist, dass es vermutlich Zeit seines Lebens einen guten Grund für Schmerzen haben wird und daher in meinen Augen auch dauerhaft auf Schmerzmedikamente angewiesen sein wird – und vor allem, welche Medikamente man für die Langzeitanwendung bei Schmerzpatienten sinnigerweise einsetzt, bin ich in permanenter Auseinandersetzung mit Kollegen. Auf dieses Thema komme ich in einem späteren Kapitel noch einmal ausführlicher zurück.

Zurück in den Hörsaal. Weit über einhundert Medizinstudenten lauschten gebannt Ellas ausführlichen Schilderungen über ihr leidvolles Leben – ein schmerzhaftes Horrorerlebnis jagte das nächste. Viele Studenten schüttelten wieder und wieder betreten den Kopf oder hielten fassungslos die Hände vor ihren Mund. Ich konnte ihre Gedanken lesen: »Wie kann ein kleines Mädchen nur so viel Schmerz ertragen?« Zum Schluss der Vorlesung fragte mich Ellas Mutter, ob sie noch ein paar abschließende Worte an die Studenten richten dürfe, und trat nach vorne: »Ich habe eine ganz große Bitte an Sie alle hier, insbesondere an diejenigen, die später vielleicht einmal Chirurgen oder Orthopäden werden. Vergessen Sie bitte nie: An jedem Knochen hängt auch ein Mensch.«

Ich bin Ellas Mutter für ihre letzte Bemerkung unendlich dankbar, denn ich bin mir sicher, dass diese Studenten die Aussage einer betroffenen Mutter – verbunden mit dem Gesicht eines kranken Kindes – niemals vergessen werden. Die berühmte italienische Ärztin und Philosophin Maria Montessori hat einmal gesagt: »Kinder sind Gäste, die nach dem Weg fragen.«

Es wäre schön, wenn wir ihnen den richtigen zeigen.

Kapitel 6

Schmerzen im Alter

Die meisten Menschen sterben an ihren Arzneien,
nicht an ihren Krankheiten.

Molière

Erna Müller ist 79 Jahre alt und eigentlich noch ziemlich fit. Sie hat lediglich kleinere gesundheitliche Probleme: ein wenig Osteoporose, sprich eine geringere Knochendichtigkeit, und leicht erhöhten Blutdruck. Im Großen und Ganzen also nichts Wildes. Frau Müller freut sich schon mächtig auf ihren achtzigsten Geburtstag, den sie in vier Wochen mit der ganzen Familie und all ihren Freunden feiern möchte.

Es ist Ende Januar, und wir haben Nachtfrost. Um zur Eingangstür ihrer Wohnung zu gelangen, muss man fünf Steinstufen überwinden, die bei diesen Temperaturen extrem glatt sind. Wenn sie nichts dagegen unternimmt und das Wetter so bleibt, wird Erna Müller innerhalb der nächsten Wochen mit an Sicherheit grenzender Wahrscheinlichkeit auf einer der Treppenstufen ausrutschen und sich den Oberschenkelhals brechen. Würde ich die alte Dame jetzt fragen, ob sie sich ihren Knochen besser vor ihrem achtzigsten Geburtstag oder lieber danach brechen soll, würde sie sich vermutlich über diese merkwürdige Frage wundern und antworten: »Natürlich nach meinem achtzigsten Geburtstag, sonst verpasse ich ja meine eigene Feier.« Als Schmerztherapeut würde ich ihr allerdings massiv zum früheren Termin raten. Warum? Weil wir anhand mehrerer Studien zweifelsfrei belegen können, dass Erna Müller als 79-jährige Patientin ein Drittel mehr schmerzlinderndes Morphin nach dem Sturzereignis bekommen wird als die 80-jährige Erna Müller. Das heißt im Umkehrschluss, dass sich die 80-jährige Erna Müller völlig unnötig quälen wird. Wäre Erna Müller übrigens demenzkrank, sähe ihre Situation noch verheerender aus. Sie würde nämlich nach Studienlage dann nur noch dreißig Prozent der eigentlich sinnvollen Dosis an Schmerzmitteln bekommen. Kinder und Alte teilen sich hier das gleiche Schicksal.

Ohne Zweifel kann man die These aufstellen: Je jünger und behinderter oder je älter und dementer ein Mensch ist, desto verheerender, weil unzureichender, ist seine Schmerztherapie.

Der Schmerz wächst mit dem Alter

Es gibt Behauptungen, die sich in der Bevölkerung ziemlich hartnäckig halten und die auch ich von meinen Patienten im Gespräch immer mal wieder zu hören bekomme, zum Beispiel: »Alter ist das beste Schmerzmittel: wer in seinem Leben schon viele Schmerzen hat aushalten müssen, der härtet ab«, oder gerne auch: »Wer mit fünfzig morgens aufwacht und keine Schmerzen hat, ist tot«. Beide Aussagen sind völliger Quatsch. Zum einen wissen wir, dass wir aufgrund von Schmerzvorerfahrungen immer sensibler werden – besonders im Alter. Zum anderen, dass Schmerzen auch im Alter keineswegs normal sind, sondern auf Probleme hindeuten, die vielfach sogar – Achtung, jetzt kommt's! – behandelbar sind.

Typische Akutschmerzen im Alter werden beispielsweise durch Harnwegsinfekte oder Entzündungen im Genital- oder Analbereich ausgelöst, aber auch Bauchschmerzen durch eine übervolle Blase sind nicht selten. Männer mit einer Prostatavergrößerung können davon ein Lied singen. Und was ist die Folge? Wenn man als Betroffener erkannt hat, dass Wasserlassen ein Problem ist, trinkt man eben weniger. Das aber ist fatal, denn alte Menschen haben vielfach ohnehin kaum noch ein Durstgefühl, und schon kommen auf die Klageliste noch Beschwerden bedingt durch Austrocknung dazu. Verstopfung ist ein weiteres Problem, was viele ältere Menschen erheblich plagt. Ebenso wie Rückenschmerzen oder generell Muskelschmerzen durch langes Sitzen oder Liegen, Druckgeschwüre durch Wundliegen, Zahnfleischentzündungen durch nicht vernünftig sitzende Prothesen.

Oft ist der Schmerz oder besser die Schmerzvermeidung Ursache einer Beschwerde. Ein an Demenz erkrankter Mensch isst vielleicht deshalb nichts mehr, weil es ihm einfach zu sehr weh tut. Vielleicht ist es die nicht mehr korrekt sitzende Prothese, vielleicht hat er ja eine Pilzinfektion im Mund, die ihm diese Schmerzen bereitet. Wenn er richtig viel Pech hat - und so geht es vielen Demenzkranken in Deutschland - wird man vermutlich nicht nach der behebbaren Schmerzursache suchen, sondern ihm zur einfacheren Versorgung lediglich eine perkutane endoskopische Gastrostomie (abgekürzt PEG) legen - ein endoskopisch angelegter künstlicher Zugang von außen in den Magen. Dann kann der Patient nämlich vom Fachpersonal ganz entspannt und auch ohne jedwede eigene Mitarbeit weiter betankt werden.

Es kommen aber noch andere Faktoren hinzu, die das Schmerzrisiko erhöhen. Ältere Menschen stürzen eher und holen sich damit relativ schnell Prellungen und Blutergüsse. Sie sind gefährdeter für Knochenbrüche, weil die Knochendichtigkeit nachlässt. Es gibt spezielle Erkrankungen wie zum Beispiel die Gürtelrose. Das ist das Wiederauftreten von meist sehr schmerzhaften Bläschen in einem bestimmten Hautbereich; alte Windpockenviren, die sich dazu entschließen, in bestimmten Nervenknoten aus ihrem Winterschlaf zu erwachen und in die Haut zu wandern. Die gehören nämlich, wie das ganz banale Herpes-Virus, das uns diese traumhaft schönen Fieberbläschen auf die Lippen zaubert, in die gleiche Familie und können gerade ältere Menschen entsetzlich piesacken. Chronische Schmerzen bei alten Menschen bestehen zum Beispiel durch degenerative Erkrankungen im Bewegungs- und Stützapparat: Rückenschmerzen, abgenutzte Gelenke, zusammengerutschte Wirbelkörper, Veränderungen an Muskeln und Sehnen, rheumatische Erkrankungen, Nervenerkrankungen und Nervenschäden, unter anderem als Folge von Diabetes, Krebsleiden oder Tumorschmerzen.

Es gibt eine Vielzahl von Untersuchungen, die eindeutig belegen, dass fast die Hälfte aller älteren Menschen unter Schmerzen leidet. In Alten- und Pflegeheimen sind es sogar bis zu achtzig Prozent der Bewohner, die von wiederkehrenden oder dauerhaften Schmerzen betroffen sind. Da wir ja mittlerweile wissen, dass jeder Mensch Schmerzen unterschiedlich wahrnimmt, ist das medizinische Personal bei der Diagnose und Therapie von Schmerzen auf die Mithilfe der Patienten angewiesen. Doch schon diejenigen, die sich noch problemlos mitteilen können, erhalten sehr oft keine angemessene Behandlung. Dabei können sich Schmerzen, die über einen längeren Zeitraum nicht oder falsch behandelt werden, auch bei einem älteren Menschen problemlos verselbständigen: die Schmerzschwelle sinkt, die Schmerzempfindlichkeit steigt, akuter Schmerz wird schnell chronisch und im Extremfall bereiten dann schon harmlose Berührungen, wie sie zum Beispiel im Rahmen von Pflegemaßnahmen in einem Pflegeheim notwendig sind, dem Betroffenen schlimme bis kaum auszuhaltende Schmerzen.

Ältere Menschen haben auch ohne nennenswerte geistige Beeinträchtigung oft erhebliche Schwierigkeiten, ihren Schmerz direkt zu benennen, ihn präzise zu lokalisieren oder klar zu beschreiben. Sie neigen dazu, sich eher über Allgemeines zu beklagen, wie Schlaflosigkeit, Appetitmangel, Schwindel oder Ähnliches. Das erschwert die Diagnose natürlich, was aber auch etwas mit einer falschen Erwartungshaltung zu tun hat. Die meisten älteren Menschen nehmen Schmerzen als selbstverständliche Begleiterscheinung des Alters hin und sprechen deshalb nicht von sich aus darüber. Sie wollen nicht klagen!

Wenn sich der behandelnde Arzt dazu entschließt, eine vernünftige Schmerztherapie durchzuführen, sollten bei betagten Menschen einige Dinge beachtet werden: Medikamente wirken anders und werden zum Teil auch anders abgebaut, die Nierenfunktion hat nachgelassen und die Leber entgiftet auch nicht mehr so gut wie früher. Dadurch steigt das Risiko für Nebenwirkungen. Viele ältere Menschen leiden unter Mehrfacherkrankungen, bei denen die Schmerzmedikamente äußerst sorgfältig auf andere Medikamente abgestimmt werden müssen, um unerwünschte Wechselwirkungen so gering wie möglich zu halten. Wenn Sie in die Medikamentenschälchen in Alten- und Pflegeheimen schauen, wird Ihnen auch klar, warum viele ältere Menschen unter Appetitmangel leiden, denn in den Schälchen liegt nicht selten eine vollständige Mahlzeit. Schon Hippokrates, der berühmteste Arzt des Altertums, hat einst gesagt: »Die Nahrung soll deine Medizin sein und nicht die Medizin deine Nahrung.«

Wenn ein Mensch mehr als fünf Medikamente gleichzeitig einnimmt, können auch wir Ärzte nicht mehr mit Sicherheit sagen, wie diese miteinander reagieren. In diesem Zusammenhang finde ich es auch erstaunlich, wie viel Gift der menschliche Körper verträgt, und zum Teil machen wir Ärzte, insbesondere in der Intensivmedizin, ganz faszinierende Erfahrungen. So gibt es eine ganze Reihe an Medikamenten, die viele ältere Menschen fast standardmäßig einnehmen. Diese gibt es jedoch nur in Tablettenform. Plötzlich wird ein älterer Mensch – aus welchem Grund auch immer – intensivpflichtig, kann nicht mehr schlucken und ist somit nicht mehr in der Lage, diese Tabletten zu sich zu nehmen. Das heißt, schlagartig fallen von heute auf morgen zwanzig Pillen am Tag weg. Und was passiert? Gar nicht so selten blühen diese Patienten wieder auf.

Leider werden viel zu oft Medikamente verschrieben, die die Betreffenden eventuell gar nicht brauchen. Und selbst wenn vonseiten der Ärzte festgestellt wird, dass sie nicht die erwünschte Wirkung erzielen, werden diese Medikamente nicht etwa wieder abgesetzt, nein, solange sie keinen nachweislichen Schaden anrichten, werden sie noch weitere Jahrzehnte mitgeschleppt. Ein absoluter Irrsinn. So bekommen zum Beispiel sterbenskranke Patienten weiter ihre drei Blutdruckmedikamente, obwohl der Blutdruck schon seit Tagen oder gar Wochen bereits vor sich hin schwächelt.

Wann ist man eigentlich alt?

Interessanterweise gibt es verschiedenste Definitionen von Alter oder alt, und das wandelt sich auch des Öfteren. Man spricht vom sogenannten chronologischen Alter, das heißt, dem tatsächlichen Alter laut Geburtsurkunde, und dem biologischen Alter, also dem gefühlten Alter. Es gibt demnach Menschen, die auf dem Papier deutlich älter sind als biologisch und umgekehrt. Andere Definitionen bezeichnen das Erwachsenenalter als Zeitraum zwischen achtzehn und achtzig Jahren. Jenseits des achtzigsten Lebensjahrs beginnt dann das Greisenalter. Viele topfitte Achtzigjährige würden mir jetzt wahrscheinlich gerne dieses Buch um die Ohren hauen, daher gestatten Sie mir bitte den kleinen Hinweis: Diese Definition stammt nicht von mir. Aber es geht ja hier nicht um den zweiundneunzigjährigen Marathonläufer, sondern um die Menschen, die im fortgeschrittenen Alter unter Schmerzen leiden und dadurch im Alltag sehr eingeschränkt sind.

Eine gute Schmerzkontrolle könnte bei diesen Menschen die Lebensqualität steigern und Sturzrisiko, Unruhe, Aggressionen und Depression, Angst- und Schlafstörungen verringern. Was hindert uns also daran, Schmerzen ernst zu nehmen und entsprechend zu behandeln? Wie man die Antwort auch dreht und wendet, es kommt eigentlich immer aufs Gleiche heraus: mangelndes Wissen. Es gibt zum Beispiel eine veröffentlichte Liste einer deutschen Arbeitsgruppe, die vierundachtzig schädliche Medikamente aufzeigt, die nach Möglichkeit im Alter nicht eingesetzt werden sollen, darunter auch eine ganze Reihe an Schmerzmedikamenten (übrigens allesamt Nicht-Opioid-Schmerzmittel). Bis zu diesem Punkt kann ich mit dieser sogenannten PRISCUS-

Liste noch mitgehen. Es rollen sich mir allerdings die Fußnägel hoch, wenn ich sehe, was dort an Therapiealternativen für eine Schmerzmedikation im Alter vorgeschlagen wird. Steht dort doch allen Ernstes: Paracetamol, schwächere antientzündliche Schmerzmittel, wie zum Beispiel Ibuprofen und die schwachen Opioide, wie zum Beispiel Tramadol und Codein. (Auf alle diese Substanzen werde ich im nächsten Kapitel einen sehr kritischen Blick werfen.) Ausgerechnet diese Liste liegt aber vermutlich in tausendfach gedruckter Form in jeder Arztpraxis als Spickzettel parat (Anmerkung: Als Schmerztherapeut kann ich jenseits der sieben ungeeigneten Schmerzmittel, die auf dieser Liste stehen, die anderen Medikamente fachlich nicht hinreichend beurteilen. Ich kriege allerdings allein vom Lesen Bauchschmerzen).

Interessant wird es, wenn Sie Ärzte fragen, wie sie über das Thema »Opioid-Schmerzmittel (Morphin und seine Verwandten) bei älteren Menschen« denken. Man muss dazu sagen, dass es mittlerweile Leitlinien, das heißt, ganz klare wissenschaftlich abgesicherte Handlungsempfehlungen für die Langzeitanwendung von Opioid-Schmerzmittel eines nicht an einem Tumor erkrankten Menschen gibt, die prinzipiell für jeden Arzt zugänglich und nachlesbar sind. Viele Kollegen gucken einen dann aber trotzdem verdutzt an und sagen Sätze wie: »Morphin? Das macht doch schwindlig! Außerdem steigt dann das Sturzrisiko. Ich möchte meinen Patienten wirklich nicht zusätzlich gefährden. Der ist ohnehin schon wackelig auf den Beinen.« Ja, dieses Gerücht hält sich hartnäckig, und ich bin umso dankbarer, dass es auch auf diesem Feld ganz neue wissenschaftliche Erkenntnisse gibt. Sicher, es gibt Hinweise darauf, dass ältere Menschen nach der Einnahme von Morphin oder verwandter Stoffe ein höheres Sturzrisiko haben. Die meisten dieser Daten stammen aus den USA und Kanada. Mittlerweile gibt es solche Untersuchungen aber auch bei uns in Deutschland, die zu völlig anderen Ergebnissen kommen. Wenn man sich einmal die Mühe macht und die Art der Schmerztherapie anschaut, die Schmerztherapeuten in Deutschland hier sinnigerweise betreiben und die in den USA oder Kanada oft durchgeführt wird, dann wird einem auch klar, wo die Unterschiede liegen. In Deutschland wird sehr viel eher ein langsam und verzögert wirksames Präparat eingesetzt, das nicht schnell im Gehirn anflutet und daher auch nicht schnell schwindlig macht, während hingegen es in den USA üblich ist, schnell und kurz wirksame Medikamente einzusetzen, die wiederum durch die dann naturgemäß schwankenden Spiegel mit einem viel größeren Risiko von Schwindel, Müdigkeit, Unsicherheit und damit Stürzen einhergehen. Etwas plakativer formuliert: Wenn Sie als Arzt wissen, wie man Schmerztherapie richtig macht, steigern Sie nicht das Risiko für Probleme bei Ihren Patienten, sondern einfach nur ihre Lebensqualität.

Schmerzbehandlung in Heimen

In Deutschland gibt es zurzeit circa 12 500 Einrichtungen der Altenhilfe mit circa 750 000 Bewohnern, von denen, wie bereits erwähnt, bis zu achtzig Prozent unter Schmerzen leiden. Die allermeisten davon sind unzureichend schmerztherapiert. Zehn Prozent der Bewohner geben an, unerträgliche Schmerzen im Ruhezustand zu haben, zwanzig Prozent bei Bewegung. Mittelstarke Schmerzen finden wir bei knapp fünfzehn Prozent im Ruhezustand und rund siebenundzwanzig Prozent bei Bewegung. Das heißt, fast fünfzig Prozent der mitteilungsfähigen Bewohner in den Einrichtungen leiden unter mittelstarken bis unerträglichen Schmerzen. Das ist doch erschütternd! Gründe, die immer wieder dafür angeführt werden, sind a) Zeitmangel beim Personal, wodurch das Jammern überhört wird, b) die fatalistische Einstellung sowohl des Patienten und des Personals und natürlich c) die Angst des Patienten vor Diagnostik und Therapie. Die Folgen sind eine deutliche Verschlechterung der Lebensqualität, vermehrte Stürze, Schlafprobleme, Angst, Depressionen und Unterernährung.

Mit unserer eigenen Forschungsgruppe haben wir (Schmerztherapeuten, Pflegewissenschaftler, Allgemeinmediziner, Palliativmediziner) uns im Jahr 2016 ebenfalls für die Schmerzversorgung in Alten- und Pflegeheimen in zwei Modellregionen interessiert – im Saarland und im angrenzenden Luxemburg. Dabei konnten wir spannende Dinge feststellen. Zum einen dürfen wir uns auf sehr verlässliche Daten stützen, denn immerhin haben uns 147 von 204 angefragten Einrichtungen und damit 72 Prozent der Befragten einen vollumfänglich ausgefüllten Fragebogen zurückgeschickt. Eine Traumquote für so eine umfangreiche Umfrage. Sofort fiel uns auf, dass uns Luxemburg zum Beispiel in Bezug auf weitergebildetes Fachpersonal für Schmerzpatienten weit, weit voraus ist. Dort ist sogar ein Anteil im hohen zweistelligen Prozentbereich an speziell weitergebildetem Pflegepersonal gesetzlich vorgeschrieben. Auffällig war auch, dass sowohl in Deutschland als auch in Luxemburg zwar die Wirksamkeit bestimmter Schmerzmedikamente im Wesentlichen vom Pflegepersonal korrekt eingeschätzt, jedoch die Risikobehaftung gerade bei den Opioid-Schmerzmitteln (Morphium und seine Verwandten) völlig überbewertet wurde. Wir wollten zum Beispiel wissen, in welchen Abständen bei Bewohnern einer Einrichtung nach Schmerz gefragt, beziehungsweise bei Demenzkranken mit Hilfe von Fremdbeobachtungsskalen Schmerzen gemessen werden. Das Ergebnis: Die meisten Institutionen in Luxemburg erkundigen sich bei ihren Patienten im Durchschnitt einmal pro Woche nach Beschwerden. In Deutschland wird nur alle drei Monate nachgefragt oder nachgemessen. Wie kann es zu so einer massiven Differenz kommen? Das ist leicht erklärt. In Deutschland gibt es einen nationalen Pflegestandard »Schmerz«, und in diesem steht als Empfehlung sinngemäß: »regelmäßige Nachmessungen sollten mindestens alle drei Monate erfolgen«. Wenn Sie sich jetzt einmal die riesige Latte an möglichen Gründen für Schmerzen bei diesen Bewohnern vergegenwärtigen und sich zusätzlich noch überlegen, wie kurz für die meisten Pflegeheimbewohner die mittlere Lebenszeit in dieser Einrichtung noch ist (plus / minus ein Jahr), muss man konstatieren: Diese Pseudomessung fürs Papier oder, noch schlimmer, für den Medizinischen Dienst der Krankenkassen einmal im Quartal dient höchstens der Gewissensberuhigung. Sinnvoll ist sie sicherlich nicht.

Eine kürzlich in Frankreich durchgeführte Studie hat ergeben, dass bei an Demenz erkrankten Patienten sehr viel seltener zu Schmerzmitteln gegriffen wird, selbst dann, wenn das Pflegepersonal im Heim merkt, dass der Betroffene leidet. Auch bei den Patienten, die dann doch schmerztherapeutisch behandelt werden, wird nicht regelmäßig nach der Wirksamkeit der Therapie geschaut.

Wir haben in unserer Untersuchung die Pflegekräfte ebenfalls nach ihrer Meinung zum Thema »Umgang mit Schmerzen« in ihrer Einrichtung befragt. Auch da kamen ganz interessante Aussagen zutage:

»Wir haben einen Schmerztherapeuten. Patienten, die bei diesem in Behandlung sind, sind eindeutig besser eingestellt. Die Behandlung durch einen ausgebildeten Schmerztherapeuten müsste für jeden Patienten gesichert sein.«

»Wir wünschen uns bessere Schulungen von Ärzten. Sehr oft werden Schmerzmedikamente viel zu sparsam und damit unterhalb der Wirksamkeitsschwelle verordnet.«

»Wir würden uns eine Zusammenarbeit von Ärzten, Fachärzten, Bewohnern, Therapeuten und Angehörigen wünschen. Das wäre so wichtig und passiert so selten.«

»Bitte nicht diese ständigen Dauermedikationen mit Ibuprofen, Paracetamol und Diclofenac. Diese Substanzen haben viel zu viele Nebenwirkungen.«

»Viele Ärzte verordnen zum Teil mehrere Medikamente für den Bedarf. Bei uns herrscht große Unsicherheit, wann welches Medikament gegeben werden soll.«

»Wir haben viel zu wenig Pflegekräfte, um unsere Patienten vernünftig zu versorgen.«

Auch wenn es niemand mehr hören kann, weil sich die meisten schon mit dieser bitteren Wahrheit abgefunden haben, ich sage es trotzdem noch einmal laut und deutlich: Wo Pflegekräfte fehlen, werden Patienten entweder gar nicht vernünftig versorgt oder es wird mit Medikamenten (leider oftmals auch noch den falschen!) wild um sich geworfen. So wird dem wimmernden Demenzkranken, dem vielleicht einfach nur der Hintern vom Liegen weh tut, statt eines Schmerzmittels dann gleich ein sedierendes Medikament verpasst, damit endlich Ruhe herrscht.

Aber nicht nur die Pflegekräfte in den Institutionen sind ziemlich gekniffen, auch die heimversorgenden Ärzte dürfen sich über gewaltige bürokratische Hürden freuen. Die Alten-

und Pflegeeinrichtungen dürfen keine »kleinen Hausapotheken« haben, wie das eigentlich fast jeder Privatmensch zu Hause hat, sondern es gibt nur die verordneten personalisierten Medikamente für jeden einzelnen Bewohner. In der Praxis sieht das so aus: Der zweiundachtzigjährige Herbert Schulz bekommt ausgerechnet am Samstagnachmittag einen schweren Gichtanfall mit brutalen Schmerzen an der Großzehe. Im günstigsten Fall hat Herr Schulz irgendein dafür hoffentlich brauchbares Schmerzmittel in der ihm zugeordneten Schublade liegen. Wenn dem so ist, muss das Pflegepersonal nur noch den zuständigen Hausarzt erreichen, um zu fragen, ob er es auch wirklich bekommen darf. Der behandelnde Arzt sitzt vielleicht gerade gemütlich grillend mit Familie und Freunden im Garten und hat sogar vorbildlich sein Handy in Reichweite, um für die Probleme seiner Patienten da zu sein. Das nützt ihm aber leider herzlich wenig, denn obwohl er der betreuenden Pflegekraft ganz klar die Anordnung gibt, welches Medikament in welcher Dosierung Herr Schulz bekommen soll, heißt das noch lange nicht, dass die Sache damit erledigt wäre. Da ja alles – wirklich ALLES – dokumentiert wird und man sich auch als Pflegekraft oder Einrichtung doppelt und dreifach absichern muss, muss der Hausarzt jetzt an seinem freien Tag einen entsprechenden Medikamentenplan in die Einrichtung faxen oder, wenn sein Faxgerät den Geist aufgegeben hat, persönlich in die Einrichtung fahren und hinter seiner Anordnung sein Kürzel setzen. Das war's dann mit dem gemütlichen Grillnachmittag. Noch blöder läuft es allerdings für Herrn Schulz, wenn kein entsprechendes Medikament in seinem Schublädchen liegt. Dann muss der Arzt nämlich erst ein entsprechendes Rezept ausstellen. Wenn die Pflegeeinrichtung jetzt dummerweise auch noch mit einer Kooperations-Apotheke zusammenarbeitet (und somit keine Rezepte an andere Apotheken zulässt), die womöglich kilometerweit entfernt ist, wird es noch irrsinniger. Gemäß neuester Rechtsprechung darf das Rezept nämlich (auch im Notfall!) nicht gefaxt werden, sondern muss zum Beispiel von einem Boten der Apotheke persönlich abgeholt werden. Erst dann wird das Medikament für den Patienten in der Apotheke entsprechend neu etikettiert und verpackt und wieder zurück in die Einrichtung geschickt. Herr Schulz hat davon leider überhaupt nichts, denn vom Einsetzen der Schmerzen bis zum Eintreffen des Medikamentes können locker bis zu zwei Tage vergehen. Bis dahin ist der Patient mit allergrößter Wahrscheinlichkeit völlig unnötigerweise im Krankenhaus gelandet, weil er es zu Recht nicht mehr aushalten konnte und wollte.

Um das Ganze noch schlimmer zu machen, denn bislang haben wir ja nur von den mitteilungsfähigen älteren Menschen gesprochen, gehe ich jetzt noch einmal kurz zurück auf mein Beispiel mit Erna Müller. Wäre sie zum Zeitpunkt ihres Schenkelhalsbruches nämlich demenzkrank gewesen, hätte sie gemäß Studienlage nur ein Drittel der ihr eigentlich zustehenden Schmerzmedikation erhalten. Lassen Sie sich das mal einen Augenblick auf der Zunge zergehen, damit Sie das Ausmaß dieses Unterschiedes so richtig ermessen können: Da liegen zwei Menschen im gleichen Krankenhauszimmer. Beiden Patienten wurde nach einem Schenkelhalsbruch das Hüftgelenk ersetzt. Der eine bekommt in adäquater Weise die dreifache Menge an Schmerzmitteln, der andere hat einfach Pech gehabt, weil er sich nicht verständlich äußern und sich somit auch nicht gegen die Qual, die ihm zugefügt wird, wehren kann.

Dement und im Heim

In Deutschland leben aktuell mindestens 1,5 Millionen Demenzkranke. Rund sechzig Prozent aller Bewohner in Altenhilfeeinrichtungen sind dement. Daher haben wir auch eine unglaublich große Anzahl Demenzkranker mit Schmerzen – eine besondere Herausforderung, der wir uns alle aber stellen müssen. Es gibt indirekte Hinweise: gequälte Laute, Stöhnen, Weinen, aggressives Verhalten, verzerrte Mimik. Vielleicht wird ein Arm oder ein Bein besonders geschont, die Patienten sind unruhig und noch verwirrter als sonst, versuchen sich gegen die Pflegemaßnahmen zu wehren, haben keinen Appetit mehr, noch mehr Schlafstörungen als sonst. Der Puls geht hoch, die Atmung wird flacher. Sie sind blass, schwitzen, die Muskulatur ist angespannt. Das sind natürlich nur Hinweise. Das ist zu wenig, um Schmerzen adäquat beurteilen zu können, aber wir haben für jeden Menschen – für einen Dementen, für ein Frühgeborenes, selbst für einen beatmeten Patienten auf einer Intensivstation – die Möglichkeit, die oben schon erwähnten gut untersuchten und überprüften Schmerzbeobachtungs-Skalen einzusetzen, die uns mit einem hohen Grad an Zuverlässigkeit einen Schmerzwert liefern.

Risiken für eine unzureichende Therapie bei älteren Menschen in einer Pflegeeinrichtung:

- Der Patient kann sich eventuell selbst nicht melden, weil zum Beispiel seine Kommunikationsfähigkeit oder seine Mobilität oder beides eingeschränkt sind.

- Die Angehörigen sind nicht zu erreichen und der behandelnde Arzt hat aufgrund eigener Fehleinschätzung und einer nicht vollständigen Krankengeschichte den Bedarf nicht erkannt.
- Der Bewohner meldet sich trotz Schmerzen nicht. Er erduldet sie, weil er Schmerzen als Eingeständnis der eigenen Bedürftigkeit lieber verschweigt, weil er Zweifel an der Wirksamkeit der eingesetzten Medikamente hat oder weil er sich vor den Nebenwirkungen fürchtet.
- Die Pflegenden vergessen in der Hektik, die angeforderten Medikamente auszugeben, obwohl der Bewohner sich gemeldet hat.
- Die Zeit zwischen Anforderung durch den Bewohner und Umsetzung durch das Personal ist zu lange. Dies führt zu Enttäuschungen aufseiten des Betroffenen, der sich künftig weniger oder gar nicht mehr meldet.

Ich möchte an dieser Stelle nochmals auf die Gemeinsamkeiten zwischen der Schmerzverarbeitung älterer Menschen und der bei Früh- und Neugeborenen hinweisen. Bei den Früh- und Neugeborenen sind die schmerzhemmenden Systeme noch nicht vollständig ausgereift, bei den älteren Menschen bereits etwas »morsch« und im Endeffekt funktionieren sowohl bei alten als auch bei ganz jungen Menschen die schmerzaktivierenden, schmerzweiterleitenden Systeme ganz prima, wohingegen die abschirmenden Systeme entweder noch nicht oder nicht mehr ihre Schutzfunktion ausüben können.

Wichtig ist neben einer angemessenen medikamentösen Schmerztherapie, bei älteren Menschen auch nicht-medikamentöse Verfahren einzusetzen. Dafür ist jede Form körperlicher Aktivität, die Beweglichkeit, Kraft und Ausdauer fördert, geeignet. Von früheren Konzepten der Schonung ist man mittlerweile völlig weggekommen. Das Motto für Schmerzpatienten jedweden Alters, auch für den älteren und sehr alten Schmerzpatient, heißt klipp und klar: »Tango statt Fango«. Also: bewegen, bewegen, bewegen. Meine Hauptaufgabe als Schmerztherapeut ist es, den Patienten von Vorurteilen und Ängsten zu befreien und ihn gegenüber einer wirklich schmerzbefreienden oder zumindest schmerzlindernden Therapie zu öffnen.

Frieda Paul, die Mutter einer Arbeitskollegin, stellte sich völlig verzweifelt in meiner Sprechstunde vor. Seit Jahren hatte sie in beiden Knien heftige Arthrose. Zudem war sie schwer herzkrank, hatte schon mehrere Herzinfarkte, Bypass-Operationen und Stents hinter sich. Vom eigentlich angezeigten Kniegelenksersatz hatten ihr die behandelnden Narkoseärzte eindringlich abgeraten, da das Risiko aufgrund ihrer Herzproblematik unwahrscheinlich groß wäre. Das vom Hausarzt verschriebene Diclofenac wirkte nicht hinreichend, also hatte sie sich noch munter zusätzlich ein paar Ibuprofen eingeworfen. Und trotzdem saß sie quasi den gesamten Tag mit Schmerzen auf der Couch und konnte sich kaum noch rühren. Der Schreck war zu Beginn ganz schön groß, als ich ihr mitteilen musste, dass mit diesem vorgeschädigten Herzen Diclofenac und Ibuprofen die letzten Medikamente wären, die zu verantworten sind und dass ich sie konsequenterweise auch sofort einkassieren müsste. Große ungläubige Augen starrten mich an, als ich eine Opioid-Schmerztherapie empfahl. Nach einem für beide Seiten durchaus mühsamen und intensiven Gespräch konnte ich sie letztlich davon überzeugen, dass wir einen auf vier Wochen begrenzten Therapieversuch unternehmen und dass ich ihr garantieren würde, dass die befürchteten Nebenwirkungen, »Ich bin doch dann gar nicht mehr zurechnungsfähig«, »Ich will aber nicht abhängig werden« und vieles mehr definitiv nicht eintreten werden. Aus den vier Wochen sind mittlerweile fünf Jahre geworden. Frieda Paul geht es unter einer niedrig dosierten Opioid-Therapie prächtig. Die einzige Frage, die sie vier Wochen nach Therapiebeginn damals wirklich beschäftigte, war: »Wieso habe ich mich eigentlich so lange gequält?«

Kapitel 7

Medikamente gegen Schmerzen

Falls es Sie interessiert, wodurch weit über neunzig Prozent der Geierbestände in Indien dezimiert wurden und welches Medikament der Regenbogenforelle in deutschen Flüssen den Garaus macht, dann dürfen Sie auf dieses Kapitel ganz besonders gespannt sein. Voranstellen möchte ich drei meiner Lieblingszitate zum Thema »Medikamente und deren Verabreichung«, bei denen auch wir Ärzte unser Fett abbekommen.

Ein geflicktes Hemd und ein Magen voll
Medizin können nicht lange halten.

Unbekannter Verfasser

Ärzte schütten Medikamente, von denen sie wenig wissen,
zur Heilung von Krankheiten, von denen sie weniger wissen,
in Menschen, von denen sie nichts wissen.

Voltaire

Wenn Medizin nicht schadet, soll man froh sein
und nicht obendrein noch verlangen, dass sie etwas nütze.

Pierre Augustin Baron de Beaumarchais

Michael Brause ist 52 Jahre alt, als er seinen ersten Marathon läuft. Er ist halbwegs gut in Schuss und hat sich akribisch auf dieses Ereignis vorbereitet. Seit einem Bandscheibenvorfall im Alter von 29 Jahren plagen ihn zwar des Öfteren Rückenschmerzen, aber die hat er mit circa zehn Einnahmetagen Diclofenac im Monat, also jeden dritten Tag, ganz gut im Griff. Hinzu kommen gelegentliche Zipperlein in seinem linken Knie, bedingt durch einen Knorpelschaden, den er sich beim Fußballspielen in der Jugend zugezogen hat. Zwei Tage vor dem geplanten Lauf meldet sich sein Rücken wieder. Dieses Mal jedoch ein wenig stärker als gewohnt und Michael Brause wirft sich vorsichtshalber nicht nur zum Frühstück, sondern auch zum Abendessen 75 mg Diclofenac ein. Am Morgen des Marathons schiebt er dann noch mal 100 mg nach (praktischerweise gibt's die 25 mg ja rezeptfrei in der Apotheke), damit er auch wirklich gut durchhält. Sicherheitshalber trinkt er vor dem Lauf so wenig Flüssigkeit wie möglich, damit er unterwegs nicht auch noch ins Gebüsch muss und wertvolle Zeit verliert. Nach drei Stunden und 52 Minuten kommt Michael Brause überglücklich im Ziel an, der Rücken und das Knie haben gehalten. Ein bisschen wundert er sich, dass er trotz ordentlichem Flüssigkeitskonsum auf der Strecke und nach dem Lauf weder am Abend noch in der folgenden Nacht auf die Toilette muss. Ernsthafte Sorgen macht er sich aber erst, als er am nächsten Morgen sehr verquollen aufwacht und sich ziemlich elend fühlt. Voller Sorge begibt er sich in die Notaufnahme des nächstgelegenen Krankenhauses. Dort kann leider nur noch die Diagnose eines akuten Nierenversagens gestellt werden. Trotz aller medizinischen Bemühungen sind seine Nieren nicht mehr zu retten. Michael Brause ist von diesem Tag an dialysepflichtig.

Was ist passiert? Die Kombination aus Vorschädigung der

Niere durch jahrzehntelangen, regelmäßigen Schmerzmittelgebrauch mit körperlicher Belastung, Flüssigkeitsmangel und zum Sport eingenommenem Schmerzmedikament haben seine Nieren letztlich nicht verkraftet. Ein tragischer Einzelfall? Leider nein. So gibt es nicht nur bei Amateuren, sondern auch im Profi-Sport immer wieder »Opfer« der unsäglichen Kombination aus bestimmten Schmerzmitteln, zu wenig Flüssigkeit im Körper und sportlichen Höchstleistungen. Vielleicht erinnern Sie sich noch an den beliebten kroatischen Profi-Fußballer Ivan Klasnic, der viele Jahre für Werder Bremen gespielt hat und der durch eine ähnliche Konstellation, wie oben beschrieben, nierentransplantationspflichtig wurde. Allerdings ist die Niere nicht das einzige Organ, das zum Teil höchst beleidigt auf bestimmte Schmerzmedikamente reagiert.

Angelika Schnippke ist 65 Jahre alt und bereits seit einigen Jahren aufgrund einer Rheuma-Erkrankung unter einer niedrig dosierten Cortison-Dauertherapie. Darunter geht es ihr eigentlich ganz gut. Gelegentlich kommen aber Schübe mit Gelenkschwellung, Rötungen und stärkeren Schmerzen, aber auch diese hat sie mit zusätzlichen Ibuprofen-Gaben gut im Griff. Trotz jahrelanger Einnahme hat sie Ibuprofen bislang exzellent vertragen: »Ich hab einen Magen wie ein Pferd«, sagt sie immer wieder. Was Frau Schnippke jetzt aber doch beunruhigt, ist, dass sie seit einigen Tagen zunehmend dunklen, fast schwarzen Stuhlgang hat und sich auch ziemlich müde und schlapp fühlt. In einem Telefonat berichtet sie ihrer Tochter davon, die darauf besteht, dass ihre Mutter unbedingt in den nächsten Tagen einen Termin beim Hausarzt macht. Als die Tochter am nächsten Tag erneut bei ihr anruft, um sich nach ihrem Wohlbefinden zu erkundigen, geht Angelika Schnippke nicht ans Telefon. Höchst beunruhigt fährt die Tochter zu ihr, schließt die Wohnung auf und findet ihre Mutter tot im Wohnzimmer, in einer riesengroßen Blutlache liegend. Die anschließende Obduktion kommt zu dem traurigen Ergebnis, dass Angelika Schnippke an einer massiven Blutung aus dem Magen-Darm-Trakt verstorben ist. Kann das eine Folge der eingenommenen Medikamente sein?

Bevor wir uns eingehender mit verschiedenen Medikamentengruppen oder gar einzelnen Substanzen beschäftigen, sei Folgendes vorausgeschickt: Um das Thema Schmerzmedikamente einigermaßen umfassend darzustellen, brauchte ich geschätzt achtzig bis hundert Seiten und Sie würden das Buch spätestens nach Seite 10 genervt aus der Hand legen, weil ich dazu in die Untiefen wirklich sehr komplexer Medikamentenwirkungen eintauchen müsste. Da ich das natürlich vermeiden möchte, versuche ich, dieses in der Tat hochkomplexe Thema möglichst kompakt und zugegebenermaßen ein wenig vereinfacht darzustellen. Ich werde deshalb nur auf die gebräuchlichsten Schmerzmedikamente eingehen und entschuldige mich jetzt schon in aller Form dafür, sollten Sie auf den kommenden Seiten das ein oder andere Medikament vermissen.

Das WHO-Stufenschema zur Schmerztherapie

Die Weltgesundheitsorganisation (WHO) hatte 1986 eine im Grundsatz wirklich gute Idee: Sie veröffentlichte das sogenannte »Stufenschema zur Schmerztherapie«. Dieses Konzept bestand aus drei Stufen: Stufe 1 – »nicht Opioid-Schmerzmedikamente für leichte Schmerzen«, Stufe 2 – »schwache Opioid-Medikamente für mittelstarke Schmerzen« und Stufe 3 – »starke Opioide für starke Schmerzen«. Allerdings gab es in diesem vor dreißig Jahren veröffentlichten WHO-Stufen-Schema auch in jeder Gruppe nur ein einziges Medikament. In der Stufe 1 war das »Aspirin«, in der Stufe 2 »Codein« und in der Stufe 3 »Morphin«. Da das berühmte Schema so unglaublich einfach und einprägsam war, hat es sich bis heute gehalten und ist für viele Ärzte immer noch das einzige, was in punkto Schmerztherapie überhaupt bekannt ist (wenn überhaupt). Dieses Schema war ursprünglich entwickelt worden, um eine möglichst einfache Krebsschmerztherapie in Drittwelt-Ländern zu etablieren, die kaum Zugang zu medizinischen Behandlungsmöglichkeiten haben. Um es noch einmal ganz deutlich auf den Punkt zu bringen: Die meisten Ärzte in Deutschland sind heute in punkto Schmerztherapie noch auf Drittweltniveau von vor dreißig Jahren!

Kommen wir aber zurück in die Gegenwart. Was für Einteilungen sind denn wirklich sinnvoll? Ich möchte gerne über Nicht-Opioid-Schmerzmittel, Opioid-Schmerzmittel und als dritte Gruppe über Schmerzmedikamente berichten, die speziell bei Nervenschmerzen wirksam sind.

Nicht-Opioid-Schmerzmittel

Wenden wir uns der ersten Gruppe zu, der Nicht-Opioid-Schmerzmittel. Wenn man sich für Deutschland aktuelle Verschreibungs- und auch Verkaufszahlen in den Apotheken ansieht (nicht alle Schmerzmittel sind verschreibungspflichtig), dann belegen Schmerzmedikamente aus dieser Gruppe den ersten Platz unter allen über Apotheken abgegebenen Medikamenten. Die Vergleichseinheit, von der man bei allen Medikamenten spricht, heißt DDD (Defined-Daily-Dose) und steht für die mittlere Tagesdosierung. Von dieser Gruppe an Schmerzmedikamenten gehen jedes Jahr etwa zwei Milliarden mittlere Tagesdosen über die Tresen deutscher Apotheken. Eine unfassbare Zahl! Wenn man sich jetzt noch überlegt, dass es grundsätzlich drei Medikamentengruppen gibt, die dem medizinischen Laien einen kalten Schauder über den Rücken jagen (Cortison, Antibiotika und Schmerzmittel), dann dürfte wohl jedem klar sein, dass viele Menschen diese Schmerzmittel ungern, viel zu spät und am liebsten gar nicht einnehmen. Im Umkehrschluss heißt das aber auch, dass es eine Gruppe an Menschen geben muss, die einen eher unkritischen und sehr risikoreichen Schmerzmittelkonsum betreiben, denn irgendjemand muss die zwei Milliarden Tagesdosierungen ja einnehmen. Zu diesen Menschen zählen zum Beispiel Michael Brause und Angelika Schnippke.

Zu der Gruppe der sogenannten Nicht-Opioid-Schmerzmedikamente gehören als bekannteste Vertreter Paracetamol, ASS (Aspirin®), Ibuprofen, Diclofenac (Voltaren®) und auch Metamizol/Novaminsulfon (Novalgin®). Natürlich gibt es noch eine Vielzahl weiterer Substanzen, die jedoch diesen Rahmen hier sprengen würden. Fast allen Medikamenten dieser Gruppe ist gemein, dass sie Enzyme – das heißt, bestimmte Eiweißmoleküle – im Körper blockieren, die für die Entstehung von Schmerzbotenstoffen und vielfach auch für Entzündungsvorgänge im Körper verantwortlich sind. Dies wiederum bedeutet, dass die Blockade dieser Eiweißmoleküle die Produktion von Schmerz- und Entzündungsbotenstoffen unterdrückt. Diese Medikamente funktionieren ein wenig nach dem Alles-oder-Nichts-Prinzip. Ich brauche eine bestimmte Dosis, zum Beispiel in mg/kg

Körpergewicht, um diese Enzyme wirksam zu blockieren. Gebe ich zu wenig, sind diese zum Teil weiter aktiv. Wenn ich jedoch alle Enzyme blockiert habe, macht eine weitere Dosissteigerung keinen Sinn. Daher gibt es für Medikamente aus dieser Substanzgruppe klare Dosierungsrichtlinien und auch klar definierte Höchstgrenzen. Es ist also völlig sinnlos, bei weiterbestehenden Schmerzen einfach mehr Tabletten einzunehmen, denn Sie werden dadurch nicht die Schmerzen lindern, sondern nur mehr Nebenwirkungen bekommen. Stellen Sie sich diese Medikamente wie einen Lichtschalter vor: Entweder das Licht ist an oder aus. Im Gegensatz zu den Opioid-Schmerzmitteln, die man eher mit einem Dreh- oder Schieberegler, beziehungsweise einem Lichtdimmer vergleichen könnte, aber dazu gleich mehr.

Die älteste und wohl bekannteste Substanz der Gruppe der Nicht-Opioid-Schmerzmittel ist die Acetylsalicylsäure, Abkürzung ASS. Schon 1897 wurde sie unter dem Namen »Aspirin« eingeführt und hat sich bis heute dort als Marktführer etabliert. Es ist ein schmerzstillender, entzündungshemmender und fiebersenkender Wirkstoff, der seit 1977 auf der Liste der unentbehrlichen Arzneimittel der Weltgesundheitsorganisation steht. Ebenso wie übrigens Ibuprofen und Paracetamol. Diese drei Substanzen sind die einzigen Nicht-Opioid-Schmerzmittel, die sich seit 1977 auf dieser Liste befinden. Warum es dringend an der Zeit wäre, diese Liste noch einmal kritisch zu hinterfragen, erläutere ich gleich. Vorher möchte ich Ihnen aber noch die Unterschiede zwischen den Substanzen ASS, Ibuprofen und Diclofenac erklären, allesamt entzündungshemmend und daher der Gruppe der Nichtsteroidalen Antirheumatika (NSAR) zuzuordnen, und dem Paracetamol, sowie dem Metamizol, die jeweils eine Sonderrolle haben.

Funktionen und Nebenwirkungen

1. Die Gruppe der NSAR (z. B. ASS, Ibuprofen, Diclofenac)

Ein Nebeneffekt dieser Schmerzmittel, den man sich durchaus auch therapeutisch zu Nutze macht, ist die Wirkung auf die Funktion der Blutplättchen. Diese wird dahingehend gestört, dass sie nicht mehr so leicht verklumpen. Das wiederum verhindert die Entstehung oder das Wachstum von Blutgerinnseln und wird zur Vorbeugung und Verhinderung erneuter Schlaganfälle, Herzinfarkte oder anderer Durchblutungsstörungen genutzt. Diese Funktion hat aber nicht nur positive Eigenschaften, denn natürlich hat die Verklumpung von Blutplättchen auch einen Sinn in unserem Körper: Sie dient dem Verschluss von verletzten Blutgefäßen. Man könnte auch sagen, sie ist unser körpereigenes Pflaster. Das ist übrigens auch der Grund, warum zum Beispiel vor einem operativen Eingriff die Acetylsalicylsäure ASS einige Tage vorher abgesetzt werden muss, damit es während der Operation zu keinen verstärkten Blutungen kommt. Prinzipiell ist es ja sehr vorteilhaft, dass diese Substanzen fiebersenkend, entzündungshemmend und schmerzlindernd sind. Aber haben sie auch weitere Nebenwirkungen, abgesehen von einem erhöhten Blutungsrisiko? Ja, haben sie. Und zwar viele.

Verdauungssystem:

Alle NSAR-Substanzen (zur Erinnerung: Aspirin, Ibuprofen, Diclofenac, etc.) stören nachhaltig die Schutzbarrieren in unserem Verdauungstrakt, die eigentlich dafür sorgen sollen, dass wir uns nicht selbst verdauen und an ungünstigen Stellen Löcher im Magen oder Darm bekommen, beziehungsweise in Blutgefäßen, die in diesem Schlauchsystem des Magen-Darm-Traktes eingebaut sind. Typische Nebenwirkungen sind daher Geschwüre bis hin zu vollständigen Wanddurchbrüchen, bei denen Magen- oder Darminhalt in die Bauchhöhle gelangen kann oder hoch dramatische Blutungssituationen, wenn aggressive Verdauungsflüssigkeiten zum Beispiel die Wand einer Arterie zerfressen. Genau das ist bei Angelika Schnippke passiert. Natürlich gibt es Menschen, die sehr sensibel auf diese Substanzen reagieren. Die sagen dann: »Jedes Mal, wenn ich Ibuprofen oder Diclofenac einnehme, bekomme ich Magenschmerzen«. Es gibt aber auch viele Menschen, die diese Substanzklasse vermeintlich exzellent vertragen und noch nie eine negative Nebenwirkung gespürt haben. Das Fatale daran ist: Die Menschen, die gar nichts merken, sind genauso blutungsgefährdet wie die, bei denen der Magen schon immer ein wenig gezwickt hat.

In Deutschland gibt es aktuell ungefähr zweitausend PKW-Verkehrstote pro Jahr. Wir wissen, dass mindestens die doppelte Anzahl an Menschen jedes Jahr an den Folgen schmerzmittelbedingter Magen-Darm-Blutungen versterben – und diese Zahlen sind noch extrem defensiv geschätzt. Man muss sich das vorstellen: Mindestens viertausend Menschen sterben demnach pro Jahr in Deutschland an den Nebenwirkungen von Schmerzmitteln. Und ich kann Ihnen sagen: Das ist ein in aller Regel nicht sonderlich schöner Tod. Eine große Arterie im Magen reißt, es ergießt sich binnen kürzester Zeit literweise Blut in den Magen, es wird Ihnen sterbensschlecht, Sie erbrechen Blut, eventuell atmen Sie es sogar noch ein und ersticken daran. Sehr, sehr unangenehm! Vielleicht fragen Sie sich jetzt: Ab wann wird die Einnahme dieser Medikamente denn tatsächlich gefährlich? Ab einem Jahr, ab fünf Jahren? Weit gefehlt. Bereits nach wenigen Tagen steigt das Risiko für eine Magen-Darm-Blutung an, so dass man eine längere Einnahmedauer als drei bis sieben Tage (in Ausnahmenfällen zehn bis vierzehn Tage) guten Gewissens nicht wirklich verantworten kann. Im Klartext heißt das: Diese Substanzen sind für die Kurzzeitbehandlung akuter, entzündlich bedingter Schmerzen geeignet, aber niemals für eine Langzeit- oder gar Daueranwendung. Wenn man die Medikamente immer mal wieder einsetzt, gibt es viele Kollegen, die sagen, bis zehn Einnahmetage pro Monat wäre akzeptabel. Mir ist das prinzipiell viel zu viel. Ich begrenze die Einnahme dieser Substanzen bei meinen Patienten auf fünf Tage pro Monat.

Atmung:
Es gibt mögliche Nebenwirkungen in der Lunge. Diese Substanzen können unter Umständen Asthma-Anfälle und damit schwerste Luftnot auslösen. Daher sind die NSAR-Substanzen vor allem bei Asthmatikern mit einem besonderen Risiko verbunden.

Herz-Kreislauf-System:
Wir wissen seit einigen Jahren, dass diese Substanzen insbesondere bei mittel- bis langfristiger Anwendung mit einem erhöhten Herzinfarkt- und Schlaganfallrisiko einhergehen. Pi mal Daumen erhöht sich das Risiko um dreihundert Prozent, und das ist schon eine ganz gehörige Hausnummer. Von daher sind ASS, Ibuprofen und Diclofenac mit Sicherheit keine geeigneten Schmerzmedikamente für Menschen mit Gefäßvorschädigungen. Spätestens jetzt werden Sie vielleicht sagen: »Der Gottschling ist doch bekloppt! Ich hatte bereits einen Herzinfarkt oder Schlaganfall und muss seitdem niedrig dosiert einmal am Tag 100 mg ASS einnehmen und lebe immer noch!« Ja, das kann durchaus sein.

Das ist aber eine Dosierung, die weit unter der Dosis liegt, die man bei ASS einnehmen müsste, um eine halbwegs vernünftige Schmerzlinderung zu erreichen. Da brauchen Sie mindestens 500 bis 1000 mg als Einzeldosis und das mehrfach am Tag und nicht die kleine Prophylaxe-Dosis, die lediglich verhindern soll, dass die Blutplättchen zu stark verklumpen. Im Klartext heißt das: Niedrig dosiert kann ASS unter Umständen einen Herzinfarkt verhindern, in höherer schmerzlindernder Dosis kann es einen Infarkt hingegen sogar begünstigen.

Nierenfunktion:
Denken Sie an Michael Brause, dessen Nieren nach dem Marathonlauf versagt haben. Die durch die Medikamente blockierten Enzyme sind in der Niere für eine ganze Reihe wichtiger Funktionsschritte verantwortlich. Wenn Sie jetzt überlegen, dass in den Nieren unser Blut gewaschen und gefiltert wird und dass unser Blut circa dreihundertmal am Tag durch die Nieren strömt, das heißt, 1500 Liter Blut jeden Tag durch die Nieren fließen und rund 180 Liter sogenannter Primärharn gebildet wird, der später durch ganz komplizierte Vorgänge konzentriert wird, so dass wir nur etwa ein Prozent des Primärharns tatsächlich als Urin ausscheiden, können Sie sich vielleicht vorstellen, dass schon kleinste Störungen in diesem sehr fragilen Gefüge erheblichste Konsequenzen haben können. Wir wissen, dass Teile unseres Gefäßsystems sehr sensibel auf die NSAR-Substanzen reagieren und machen uns das bei bestimmten medizinischen Problemen sogar zunutze.

Wenn wir noch im Mutterleib sind, wäre es völlig unnötig, die Lunge zu durchbluten, denn die Lunge ist voll mit Fruchtwasser und nicht mit Luft, das heißt, das in die Lunge gepumpte Blut könnte überhaupt nicht am Gasaustausch teilnehmen und hätte somit keine Funktion. Daher gibt es beim Fötus eine Gefäßumgehung, bei der das Blut direkt von der Lungenschlagader in die Körperschlagader unter Umgehung der Lunge gepumpt wird. Dieses Gefäß nennt sich *Ductus arteriosus botalli.* Normalerweise verschließt sich nach der Geburt diese Kurzschlussverbindung sehr schnell und die Lunge wird durchblutet, damit wir das Blut mit Sauerstoff anreichern und Kohlendioxyd (CO_2) abtransportieren und abatmen können. Gerade bei Frühgeborenen verschließt sich diese Verbindung häufig nicht, so dass es zu belastenden Kreislaufverhältnissen mit Herzmehrbelastung und Sauerstoffunterversorgung kommen kann. Daher muss dieses Gefäß manchmal künstlich verschlossen werden und dies können wir zum Beispiel ganz elegant mit Ibuprofen tun. Es ist keine Operation notwendig, das Frühgeborene bekommt einfach das Medikament, die Gefäßmuskulatur im *Ductus arteriosus botalli* zieht sich zusammen, das Gefäß verschließt sich, vernarbt, und wir haben, wenn alles optimal läuft, normale Kreislaufverhältnisse. Alle diese schwerstkranken Frühgeborenen bekommen während ihrer Therapie einen Blasenkatheter, und man kann sehr präzise die Urinmenge ablesen, die pro Stunde gebildet wird. Wenn die Kinder das Ibuprofen bekommen, zeigt sich ein faszinierendes Phänomen: Nicht nur der *Ductus arteriosus botalli* schließt sich, auch die Urinproduktion versiegt zum Teil für mehrere Stunden. Warum ist das so? Unter anderem, weil auch bestimmte zuführende Gefäße in der Niere extrem empfindlich auf die Substanz Ibuprofen reagieren und die Blutzufuhr zum Organ so weit drosseln, dass es seine Funktion nicht mehr vernünftig ausüben kann oder im Extremfall wie bei Herrn Brause auch ganz die Funktion einstellt.

Mit der Belastung der Niere verhält es sich im Grunde genommen wie mit der Schädigung der Haut durch UV-Strahlen. Die Niere ist nachtragend. Und so gibt es Lebenszeitdosen, ab denen die Nieren irgendwann sagen: »So, mein Freund. Jetzt hab ich die Schnauze endgültig voll, ich kündige!« Die Lebenszeitdosis für Ibuprofen zum Beispiel, ab der ein Schmerzmittel bedingtes Nierenversagen möglich ist, beträgt vier Kilogramm. Das klingt im ersten Moment ganz schön viel. Betrachtet man aber die empfohlene Tagesmaximaldosis von 2,4 Gramm und setzt sie mit den vier Kilogramm in Beziehung, dann würde das bedeuten, dass bei einer Dauereinnahme von circa viereinhalb Jahren bereits eine so weitgehende Schädigung der Niere erfolgt sein kann, dass Sie dialysepflichtig werden. Natürlich wird jetzt der ein oder andere laut aufschreien und vehement widersprechen: »Doc, ich nehme seit vierzig Jahren täglich Diclofenac oder Ibuprofen oder was auch immer und bei mir ist alles super.« Ja, da gebe ich ihm recht. Es ist mitnichten so, dass bei jedem Menschen ab einer bestimmten Dosis die Nieren aussteigen. Genauso gibt es Menschen, die nur zehn Zigaretten am Tag über einen Zeitraum von zehn Jahren geraucht haben und trotzdem Lungenkrebs bekommen oder eine schwerste chronische Bronchitis und wiederum andere – denken Sie nur an unseren Altkanzler Helmut Schmidt – haben über Jahrzehnte gequarzt wie ein Schornstein und waren trotzdem fit und halbwegs gesund bis ins hohe Alter.

Das Fatale bei eigentlich allen Nebenwirkungen dieser Schmerzmedikamente ist, dass die Nebenwirkungen in der Regel nicht spürbar sind. Sobald Sie etwas merken, ist das Kind eigentlich schon in den Brunnen gefallen. Sobald Sie Luftnot bekommen, haben Sie einen schweren Asthma-Anfall. Sobald Sie nicht mehr sprechen können, haben Sie einen

Schlaganfall. Die nachlassende Nierenfunktion ist ebenfalls nicht spürbar und tut auch nicht weh. Wenn Sie anfangen, Wasser einzulagern, sind die Nieren ohnehin schon schwerst geschädigt, und die Magen-Darm-Blutung kommt in aller Regel auch völlig unerwartet und endet gerne tödlich.

Ich bin Ihnen ja noch die Antwort schuldig, was den Tod der indischen Geier und der deutschen Forellen verursacht. Beginnen wir mit den Forellen. Das Bayerische Landesamt für Umwelt und Wasserwirtschaft macht sich seit geraumer Zeit große Sorgen um den Bestand der deutschen Regenbogenforelle. Bei Reihenuntersuchungen wurde nämlich festgestellt, dass eine überdurchschnittlich große Anzahl von Regenbogenforellen unter schwersten Diclofenac-bedingten Nierenveränderungen leidet. Wie aber kommt eine Forelle an diese Substanz? Der Weg ist relativ simpel. Diclofenac wird von Menschen mit dem Urin wieder ausgeschieden und gelangt so in nicht unerheblicher Konzentration zurück in unsere Gewässer. Und so gibt es insbesondere in bayerischen und österreichischen Gewässern – nur dort wurde es überprüft – eine erhebliche Belastung durch Diclofenac.

Es ist die am häufigsten gefundene Substanz im Oberflächenwasser. Die Erklärung findet sich vielleicht darin, dass alleine in Deutschland achtzig Tonnen Diclofenac pro Jahr verkauft werden. Das ist eine unfassbare Menge. So viel zum Fisch; kommen wir zum Geier. Sie wissen sicherlich, dass in Indien viele Hinduisten leben und für diese ist die Kuh ein heiliges Tier und wird somit nicht als Nahrungsmittel genutzt. Wohl aber als Nutztier. Wenn man ein Leben lang schwerste körperliche Arbeit verrichtet, geht es einer Kuh nicht anders als einem Menschen – man bekommt früher oder später Verschleißerscheinungen, zum Beispiel degenerative Gelenkerkrankungen. Und welche Substanzen helfen der geplagten

Kuh, damit sie weiter gut arbeiten kann? Richtig, die oben erwähnten Schmerzmedikamente. Damit lebt und arbeitet die Kuh tatsächlich noch einige Zeit, stirbt dann (hoffentlich) eines natürlichen Todes und landet auf einer Abraumhalde. Und von wem wird die Kuh dann üblicherweise gefressen? Von den Geiern. Doch dann ist den Vogelschützern aufgefallen, dass Millionen von Geiern in dieser Region, bis auf minimale Restbestände von Bengalgeiern und Schmalschnabelgeiern, verstorben sind. Als Ursache wurde ausgemacht, dass die Geier die mit Schmerzmitteln vollgepumpten Kühe gefressen haben und scharenweise an Diclofenac-bedingtem Nierenversagen elendig verendet sind.[1]

2. Paracetamol

Paracetamol wurde 1887 erstmals als Heilmittel angewandt, allerdings erst über ein halbes Jahrhundert später, 1955, als Fertigarzneimittel offiziell auf den Markt gebracht. Seit 1977 steht Paracetamol, wie bereits erwähnt, auf der Liste der unentbehrlichen Arzneimittel der Weltgesundheitsorganisation. Durch einen anderen Wirkmechanismus wirkt Paracetamol nicht entzündungshemmend und ist das einzige »Schmerzmittel«, das bei Kindern ab der Geburt und auch schon bei Frühgeborenen zugelassen ist. Wir wissen schon lange, dass Paracetamol zwar ein halbwegs vernünftig

1 *siehe auch:*
www.pharmazeutische-zeitung.de/index.php?id=2280
www.lfu.bayern.de/analytik_stoffe/humanarzneimittel_fische/projektbeschreibung/index.htm
www.nabu.de/tiere-und-pflanzen/voegel/artenschutz/geier/03530.html
www.spektrum.de/news/geiergift-diclofenac-toetet-auch-adler/1288083

fiebersenkendes Medikament ist, welches als Schmerzmedikament aber eher schwach oder, um es weniger charmant auszudrücken, so gut wie wirkungslos ist. Nahezu alle Studien, die in höherer wissenschaftlicher Qualität zur Wirkung von Paracetamol durchgeführt wurden (Placebo-kontrolliert und Doppelblind), erbrachten das einhellige Ergebnis, Paracetamol habe keinen echten Wirkvorteil gegenüber denen eines Placebos. Weder bei Neugeborenen noch bei älteren Kindern, noch bei Erwachsenen, noch bei Schwangeren. Wenn dem so ist, muss man sich die Frage stellen: Wenn's schon nicht wirkt, hat's denn dann wenigstens keine Nebenwirkungen? Und auch das muss man ganz klar verneinen. Paracetamol ist eine Substanz, die die Leber belastet und in höherer Dosierung bis zum vollständigen Leberversagen führen kann. Es ist darüber hinaus eine der Substanzen, die bei Jugendlichen gerade in Kombination mit Alkohol zu den Hauptsuizid-Medikamenten zählt. Und es gibt noch weitere äußerst unangenehme Nebenwirkungen. So mehren sich seit einigen Jahren die Hinweise, dass auch der mütterliche Paracetamol-Konsum während der Schwangerschaft keine gute Idee ist, da das Risiko für das noch ungeborene Kind, im späteren Lebensalter Asthma, allergische Erkrankungen oder auch eine Neurodermitis zu entwickeln, nachgewiesenermaßen erhöht ist. Ganz neue Daten geben zudem Hinweise auf eine vermehrte Auftretenswahrscheinlichkeit des Aufmerksamkeits-Defizit-Hyperaktivitäts-Syndroms ADHS im Zusammenhang mit mütterlichem Paracetamol-Gebrauch. Es gibt Hinweise auf neurologische Entwicklungsstörungen und mögliche Einbußen in Bezug auf die Gedächtnisleistung betroffener Kinder, und es gibt relativ eindeutige Hinweise darauf, dass der mütterliche Paracetamol-Konsum in der Schwangerschaft mit einem erhöhten Risiko für männliche Neugeborene einhergeht, dass die Hoden nicht aus dem Bauchraum in den Hodensack wandern, was wiederum mit etwaigen Operationen oder einem später erhöhten Risiko für Hodenkrebs verknüpft ist. Kurz und prägnant auf den Punkt gebracht: Paracetamol wirkt nicht, hat dafür aber zum Teil recht hässliche und gefährliche Nebenwirkungen.[2]

Auch jetzt rechne ich wieder mit einem Aufschrei, denn was zum Geier (falls Sie noch ein lebendes Exemplar finden) darf man Schwangeren als Schmerzmedikament überhaupt noch geben? Ich gebe zu, das ist nicht einfach. Andererseits kann ich aber nicht guten Gewissens weiterhin ein Medikament empfehlen, von dem ich sicher weiß, dass es a) nicht wirkt und b) erhebliche Nebenwirkungen hat. Denjenigen, die jetzt sagen, »aber bei mir hat's gewirkt«, kann ich nur Folgendes entgegnen: Lesen Sie bitte das nächste Kapitel über die Placebo-Nocebo-Effekte, dann werden Sie auch verstehen, warum man eine große Anzahl von Männern, die unter Erektionsstörungen leiden, mit einer vollständig wirkstofffreien kleinen blauen Tablette sehr glücklich machen kann.

2 *siehe auch:*
www.netdoktor.de/news/paracetamol-unterschaetzte-gefahr/
www.focus.de/gesundheit/ratgeber/medikamente/risiko/tid-24809/toedliche-schmerzmittel-verbieten-aspirin-und-paracetamol-gefaehrden-leben_aid_703225.html
deutsch.medscape.com/artikelansicht/4903393
www.akdae.de/Arzneimittelsicherheit/Bekanntgaben/Archiv/2013/20130722.html
www.spiegel.de/gesundheit/diagnose/schwangere-und-schmerzmittel-diese-medikamente-sind-erlaubt-a-1000956.html
www.welt.de/gesundheit/article146102233/Was-Paracetamol-Ibuprofen-Co-gefaehrlich-macht.html
www.n-tv.de/wissen/Paracetamol-wirkt-wie-Placebo-article13300471.html

Die Tatsache, dass etwas bei einer einzelnen Person wirkt, lässt ohnehin keine Rückschlüsse auf die Gesamtheit aller Betroffenen zu und die Erwartungseffekte an eine solche Medikamentengabe sind gewaltig, oder haben Sie sich noch nie gefragt, warum die Kopfschmerztablette schon nach zehn Minuten wirkt, obwohl es mindestens zwanzig bis dreißig Minuten dauert, bis der Wirkstoff überhaupt in die Blutbahn gelangt?

3. Metamizol / Novaminsulfon (Novalgin®)

Unter all den genannten Medikamenten (ASS, Diclofenac, Ibuprofen, Paracetamol) nimmt das Metamizol eine Sonderstellung ein. Es ist das einzige Medikament, das in allen Darreichungsformen verschreibungspflichtig ist. Ist es damit automatisch das gefährlichste Medikament? Wir wissen, dass Metamizol auch keine wirklichen antientzündlichen Eigenschaften hat, es gehört aber trotzdem zu den wirksamsten Nicht-Opioid-Schmerzmitteln. Zudem hat es noch eine muskelkrampflösende Wirkung, zum Beispiel im Bereich des Magen-Darm-Traktes oder der Blase, und ist daher exzellent für Kolikschmerzen, Bauchschmerzen, aber auch für Regelbeschwerden geeignet. Eine große Angst, die unter Ärzten bei diesem Medikament immer mitschwingt, ist eine seltene, aber potentiell gefährliche Nebenwirkung – das allergisch bedingte zeitweise Verschwinden bestimmter weißer Blutkörperchen und damit eine akute Schwächung unseres Immunsystems, die sehr gefährlich werden kann. Dieses Risiko der sogenannten Agranulozytose hat in vielen Ländern dazu geführt, dass Metamizol dort nicht zugelassen ist. Wir wissen aber heutzutage, dass dieses Risiko vermutlich völlig überschätzt wurde und ich möchte Ihnen das anhand eines kleinen Zahlenbeispiels verdeutlichen. Der letzte Todesfall, der in Deutschland mit einem Metamizol-bedingten Verschwinden der weißen Blutkörperchen in Zusammenhang gebracht wurde, war im Jahr 1991. Das heißt, seit fünfundzwanzig Jahren gibt es durch diese seltene Nebenwirkung kein einziges Todesopfer mehr. Wenn Sie sich jetzt an die Todesfälle durch Magen-Darm-Blutungen aufgrund der Einnahme der anderen Substanzen erinnern (mindestens viertausend Blutungstote im Jahr), dann heißt das auf über fünfundzwanzig Jahre gerechnet: hunderttausend Todesfälle zu null. Das sind weit mehr Todesopfer als meine Studienstadt Tübingen mit rund 85 000 Einwohnern hat. Ich frage mich also immer wieder, welche Medikamente denn wirklich die gefährlichen sind und wie es sein kann, dass das wirksamste und zugleich ungefährlichste Medikament verschreibungspflichtig ist, während alle anderen zum Teil weniger wirksame bis unwirksame Medikamente mit erheblich größerem Nebenwirkungsspektrum frei verkäuflich in jeder Apotheke zu bekommen sind.

Eine Runde durchatmen bitte! Nach diesen Schockmomenten muss ich jetzt eine kleine Beruhigungspille einbauen. Bevor Sie aus Angst, Sie würden sich durch zweimaliges Einschmieren des linken Knies pro Woche Ihre Niere ruinieren, Ihre Diclofenac-Schmerzsalbe in den nächsten Mülleimer feuern, so kann ich Sie beruhigen: Die oberflächlich angewandten Cremes und Salben sind als harmlos einzustufen, weil nur sehr geringe Mengen davon tatsächlich im gesamten Körper landen. Da müssten Sie schon täglich mehrere Stunden in einer Badewanne voller Salbe sitzen, um eine entsprechende Wirkung zu erzielen.

Kurz zusammengefasst: Für die Nicht-Opioid-Schmerzmedikamente gilt das Ein-Aus-Schalter-Prinzip. Zudem gibt es viele gefährliche Nebenwirkungen, die sich leider erst dann bemerkbar machen, wenn ein Organsystem bereits schwer geschädigt ist. Paracetamol kann und sollte ersatzlos gestrichen werden (außer zum Fieber senken). Grundsätzlich sind die Substanzen für eine Kurzzeitanwendung von drei bis maximal vierzehn Tagen geeignet. Bei halbwegs regelmäßiger Anwendung sollten fünf Einnahmetage pro Monat als Durchschnittswert nicht überschritten werden. Für Metamizol gilt allerdings eine Ausnahmeregelung. Sie kann als einzige Substanz auch in der Langzeittherapie eingesetzt werden. Bis auf Entzündungsschmerz ist Metamizol das sicherste und potenteste Nicht-Opioid-Schmerzmittel, das uns zur Verfügung steht.

Interessant ist übrigens auch die obskure Vorstellung, dass Diclofenac, wenn man es als Zäpfchen verabreicht, den Magen nicht schädigen würde. Denn, so die Vorstellung, wenn es nicht durch den Magen geht, kann es dort ja auch nichts kaputt machen. Das Perfide an der ganzen Geschichte ist jedoch, dass der Wirkstoff über den Blutweg wieder in die Magenwand und zur Magenschleimhaut zurücktransportiert wird und auf diese Weise eben doch den Magen schädigt. Es ist also völlig egal, ob ich die Substanz schlucke oder mir in den Allerwertesten schiebe. Leider gibt es aber tatsächlich immer noch Ärzte, die der Meinung sind, dass ein Zäpfchen magenschonender ist. Unfassbar, aber wahr. Zum Glück wissen Sie, liebe Leser, es jetzt besser.

Opioid-Schmerzmittel

Wenn man Nicht-Opioid-Schmerzmittel bildlich mit einem Ein-Aus-Lichtschalter beschreibt, dann sind Opioid-Schmerzmittel am Treffendsten mit einem Schiebe- oder

Drehregler (Dimmer) zu vergleichen, mit dem ich die Therapie ganz fein steuern und je nach Bedarf dosieren kann. Juhu – endlich gibt es auch mal gute Nachrichten: Opioid-Schmerzmittel führen in der Langzeitanwendung nämlich zu keinen bleibenden Organschäden. Die einzige häufige Langzeitnebenwirkung einer Opioid-Therapie ist die Verstopfung. Aber was ist das schon im Vergleich zu einer kaputten Niere?

Stichwort: Autofahren! Selbstverständlich dürfen Sie sich unter einer stabil eingestellten Opioidtherapie auch hinter's Lenkrad setzen (und auch aktiv am Verkehr teilnehmen) und natürlich sind Sie nur dann an einem Unfall schuld, wenn Sie ihn auch wirklich verursacht haben. Selbst Juristen ist klar, dass der gut eingestellte Schmerzpatient unter Opioiden der sicherere Autofahrer ist, als der Schmerzpatient, der mit höllischen Schmerzen völlig vom Schmerz abgelenkt hinterm Steuer sitzt und sich kaum konzentrieren kann.

Wie schon in meinem ersten Buch »Leben bis zuletzt« möchte ich mich etwas ausführlicher mit dem Thema Opioid-Schmerzmittel beschäftigen.

Die meisten Patienten, denen ich gegenübersitze und ein Opioid-Schmerzmittel – sprich Morphin und seine Verwandten – zur Schmerzkontrolle empfehle, schauen mich erst mal ein wenig verstört an. Es gibt so viele Vorurteile und Mythen gegenüber dieser Substanzklasse, dass es allerhöchste Zeit wird, diese Schmerzmittel für alle Zeiten zu rehabilitieren. Zur besseren Lesbarkeit werde ich auf den folgenden Seiten hauptsächlich von Morphin sprechen, dem bekanntesten Vertreter der Opioid-Schmerzmittel. Um den Begriff Morphin ranken sich die abenteuerlichsten Mythen. Das geht von »Das macht süchtig« über »Morphin ist viel zu gefährlich und hat massive Nebenwirkungen« bis hin zu

»Ach, ist es schon so weit? Wie viele Tage bleiben mir denn noch?« Eine kleine Vorbemerkung für alle, die das Medikament tatsächlich für außerordentlich gefährlich halten: Wer von Ihnen ist in seinem Leben schon einmal operiert worden? Ich nehme an, dass fast jeder von uns bereits in den Genuss einer Narkose gekommen ist. Jetzt kommt der Hammer: Jeder Mensch bekommt während und nach einer Operation Morphin zur Schmerzlinderung. Und Sie sind davon weder abhängig geworden, noch sind irgendwelche massiven Nebenwirkungen aufgetreten. Und gestorben sind Sie daran auch nicht. Augenscheinlich kann es nicht so gefährlich sein, wenn es im medizinischen Alltag so breit eingesetzt wird.

Bevor es aber an die eigentliche Wirkung geht, möchte ich mich mit den gebräuchlichsten Vorurteilen hinsichtlich dieser Substanz beschäftigen. Viele düstere Mythen und Vorurteile ranken sich um das Morphin. Ich werde mir auf den folgenden Seiten alle erdenkliche Mühe geben, diese vollständig zu entkräften.

Vorurteil 1: Morphin macht süchtig / abhängig:
Grundsätzlich ist hier zu sagen, dass Sucht der umgangssprachliche und Abhängigkeit der fachliche Begriff für das unabweichbare Verlangen nach einem bestimmten Erlebniszustand ist. Dem Verstand gelingt es nicht, dieses Verlangen zu kontrollieren. Es führt zu Persönlichkeitsstörungen und gefährdet, beziehungsweise zerstört soziale Bindungen. Nach offiziellen Diagnose-Kriterien darf man die medizinische Diagnose einer Abhängigkeit nur dann stellen, wenn mindestens drei der folgenden sechs Kriterien vorliegen:

1. Ein starker Wunsch, bzw. eine Art Zwang, die auf das Bewusstsein wirkende Substanz einzunehmen. Das trifft

für Schmerzpatienten schon mal nicht zu. Die möchten einfach nur ihre Schmerzen loswerden.

2. Eine verminderte Kontrollfähigkeit in Bezug auf den Beginn, die Beendigung oder die Menge des Konsums. Das trifft bei Schmerzpatienten in der Regel auch nicht zu, da der Beginn, die Beendigung und die Menge des Konsums gemeinsam von und mit dem Arzt gesteuert werden sollten.
3. Der Nachweis einer Toleranz gegenüber der Substanz. Das heißt, es werden immer höhere Dosen notwendig, um die ursprünglich durch niedrige Dosen erreichte Wirkung hervorzurufen. Auch dies stimmt bei stabilen Krankheitsbildern, die nicht fortschreitend sind, nicht! Viele Schmerzpatienten haben über viele Jahre oder gar Jahrzehnte die immer gleichen Dosen.
4. Fortschreitende Vernachlässigung anderer Interessen zugunsten des Substanzkonsums sowie ein erhöhter Zeitaufwand, um sich von den Folgen des Substanzkonsums zu erholen. Auch dies stimmt nicht, denn der Substanzkonsum führt in der Regel dazu, dass eine Teilhabe an einem normalen Leben erst wieder möglich werden kann.
5. Anhaltender Substanzkonsum trotz des Nachweises eindeutig schädlicher Folgen. Auch dies stimmt natürlich nicht, denn durch den ärztlich gesteuerten und überwachten Gebrauch sollen ja gerade schädliche Folgen der Einnahme von vornherein vermieden werden.
6. Ein körperliches Entzugssyndrom bei Beendigung oder Reduktion der Einnahme. Dies ist der einzige Punkt, der eintreten kann, da eine länger dauernde Einnahme einer Substanz dazu führt, dass sich der Stoffwechsel des Körpers an die Substanz anpasst und der Organismus diese Substanz für ein normales Funktionieren braucht. Wird

die Substanz abrupt abgesetzt, treten körperliche Entzugserscheinungen auf wie Zittern, Unruhe, Schlafstörungen oder Ähnliches, die durch die erneute Einnahme der Substanz gelindert werden können.

Diese beschriebene körperliche Gewöhnung, die zu einem Entzugssyndrom bei einem abrupten Absetzen führt, kennen wir aber auch von vielen anderen Medikamenten. Versuchen Sie einmal, einem Bluthochdruck-Patienten eine höher dosierte Therapie mit Beta-Blockern plötzlich abzusetzen. Die Folge könnte eine massive Bluthochdruckkrise mit entsprechenden, äußerst unangenehmen körperlichen Erscheinungen bis hin zu einem möglichen Schlaganfall sein. Natürlich kann auch ein nicht sachgerechter Gebrauch von Morphin theoretisch zu einer Abhängigkeit führen. Dies passiert insbesondere dann, wenn Patienten schnell freisetzende Morphin-Präparate ohne eine verzögert wirksame Basis verordnet bekommen. Im Umkehrschluss bedeutet das eben auch, dass man sich als Arzt mit der Steuerung dieser Medikamente auskennen sollte, da die meisten Fälle von Morphin-Fehlgebrauch mit daraus resultierender Abhängigkeit des Patienten durch den Arzt verursacht sind.

Vorurteil 2: Morphin bekommt man zum Sterben

Morphin ist nicht nur eines der wirksamsten Schmerzmedikamente, es hat zudem erheblich weniger Nebenwirkungen als viele andere zum Teil freiverkäufliche Schmerzmedikamente. Und wie alle Substanzen aus der Gruppe der Opioide sind es die einzigen Schmerzmedikamente, die auch in der Langzeitanwendung über Jahre und Jahrzehnte zu keinerlei bleibenden Organschäden führen.

Vorurteil 3: Sobald man Morphin bekommt, dämmert man nur noch so vor sich hin

Das Gegenteil ist der Fall. Wenn Sie unter stärksten Schmerzen leiden, sind Sie eher durch die unerträglichen Dauerschmerzen benebelt und nur noch darauf fixiert. So gibt es allein in Deutschland jedes Jahr mehrere tausend durchgeführte Suizide, verursacht durch von den Betroffenen nicht mehr zu ertragenden Schmerzen. Wichtig ist auch hier zu wissen, dass man die Dosierungen des Morphiums an den individuellen Bedarf eines Patienten »herandosiert«, also Schritt für Schritt erhöht oder auch verringert. Wenn man dies verantwortungsvoll tut, gibt es durchaus Patienten, die auch unter extrem hohen Dosen von Morphin völlig wach und klar sind.

Vorurteil 4: Man darf Morphin nicht zu früh einsetzen, sonst verliert es seine Wirkung

Das ist völliger Nonsens. Es gibt Patienten mit stabilen Beschwerdebildern, die über Jahre oder Jahrzehnte ohne jedwede Dosissteigerung mit einer festen Dosierung eine exzellente Schmerzkontrolle haben. Bei einer fortschreitenden Erkrankung, zum Beispiel einer rasch voranschreitenden Krebserkrankung, ist es natürlich so, dass man im Verlauf auch höhere Dosen von Morphin einsetzt. Generell gilt die Devise: Man kann Morphin nicht nur beliebig hoch dosieren, man kann es natürlich auch beliebig niedrig dosieren. So kann man bei Beginn einer Erkrankung häufig mit einer ganz niedrigen Dosis und sehr wenigen Nebenwirkungen eine exzellente Schmerzlinderung bewirken. Trotzdem kann es sein, dass man irgendwann die 10-, die 100- oder sogar die 1000-fache Dosis benötigt, und die äußerst frohe Botschaft hierbei ist: Selbstverständlich kann und muss man dem Patienten dann diese 1000-fache Dosis auch verordnen ... und sie wird wirken!

Vorurteil 5: Der Einsatz von Morphin beschleunigt den Tod

Auch dieser Irrglaube hält sich erstaunlich hartnäckig, obwohl wir mittlerweile zahlreiche Studien haben, die eindrücklich belegen, dass sich unbehandelte oder unterbehandelte Schmerzen lebensverkürzend auswirken und nicht der Einsatz schmerzlindernder Medikamente. Hier lässt sich im Gegenteil eindeutig eine lebensverlängernde Wirkung durch Morphin belegen. Menschen sterben durch den Stress nicht behandelter Schmerzen, nicht durch Morphin! Natürlich sterben Menschen auch kurz nach der Gabe oder Einnahme von Morphin. Wenn jemand im Sterben liegt, ist irgendwann der Moment eben gekommen und nur weil man regelmäßig Morphin verabreicht hat, ist der Umkehrschluss einer Todesbeschleunigung durch diese Substanz nicht haltbar.

Vorurteil 6: Morphin hat eine Dosisobergrenze

Das ist falsch. Für Morphin gibt es keine Dosisobergrenze. Genau das muss man dem Patienten und seinen Angehörigen immer wieder ganz deutlich vermitteln, um ihnen die Ängste zu nehmen. Uns wird für keinen einzelnen Patienten jemals die Bewaffnung ausgehen. Die meisten von uns wären auch nach ausgedehnten operativen Eingriffen schon mit 50 bis 100 mg Morphin bestens schmerzgelindert. Ich habe allerdings schon Kleinkinder behandelt, die 5000 mg Morphin am Tag gebraucht haben und die unter dieser Dosis immer noch bestens gelaunt spielen konnten.

Vorurteil 7: Morphin führt zu Atemdepression

Es gibt immer noch Menschen, darunter leider auch viele Fachleute, die den Unterschied zwischen Atemdepression und Atemnot nicht verstehen oder verstanden haben. Ja, in hoher Dosis kann Morphin den Atemantrieb dämpfen, das heißt, der Patient atmet zum Beispiel nicht mehr fünfzehnmal pro Minute, sondern nur noch zehnmal. Entscheidend hierbei ist, dass der Patient nicht das Gefühl hat, er bekäme schlecht Luft. Das wäre Atemnot, also das Gefühl, ersticken zu müssen. Atemdepression heißt lediglich, dass der Atemantrieb für den Betreffenden in aller Regel nicht spürbar und schon gar nicht leidvoll abnimmt. Damit dies passiert, müssen sie sich in der Dosierung von Morphin schon sehr dramatisch vertan haben, so dass man sagen kann: Morphin ist ein sehr sicheres Medikament, das selbst bei versehentlicher Fehl- oder Überdosierung (sofern sie nicht ein Vielfaches der zugedachten Dosis beträgt) in der Regel nicht zu bedrohlichen Problemen führt.

Vorurteil 8: Morphin wird von vielen Patienten nicht gut vertragen

Es ist durchaus möglich, dass manche Patienten in den ersten Tagen der Einstellung auf Morphin über Müdigkeit, Schwindel, Übelkeit und im Verlauf auch über Verstopfung klagen. Die gute Botschaft ist jedoch, dass nahezu alle Nebenwirkungen (mit Ausnahme der Verstopfung) nur von kurzer Dauer sind. Darüber hinaus können zu erwartende Nebenwirkungen, wie zum Beispiel Übelkeit, auch durch die vorausschauende Gabe eines Begleitmedikamentes in den ersten Tagen der Einstellung gezielt vermieden werden.

Abschließend möchte ich sagen: Morphin gehört zu den bestverträglichsten und segenreichsten Medikamenten überhaupt, die wir in der Versorgung von Menschen mit starken und stärksten Schmerzen zur Verfügung haben. Haben Sie keine Angst! Bei sachgerechter Anwendung, hinreichender Erfahrung des betreuenden Arztes und einer guten, oft auch notwendigerweise wiederholten Aufklärung und Begleitung des Patienten und seiner Angehörigen, ist der Einsatz dieser Substanzen mit die wirksamste Waffe, die wir gegen den Schmerz haben.

Nachdem nun hoffentlich alle Zweifel ausgeräumt sind, und wir jetzt völlig vorurteilsfrei an diese Substanz herangehen können, stellen wir uns mal den Tatsachen. Im Gegensatz zu den Nicht-Opioid-Schmerzmitteln ist die Wirkung der Opioid-Schmerzmittel rezeptorvermittelt. Das heißt, dass hier nicht irgendein Eiweißbaustein blockiert wird, der daran gehindert wird, Schmerz- und Entzündungsbotenstoffe zu produzieren. Das Andocken von Morphin an bestimmte Oberflächenstrukturen läuft etwas komplexer. Man muss sich das in etwa nach dem Schlüssel-Schloss-Prinzip vorstellen. Wir haben auf unserer Zelle ziemlich viele Schlösser (Rezeptoren), die, wenn der richtige Schlüssel (Morphin) andockt, ihre Türchen öffnen – in dem Fall sind das Kanäle, durch die dann Elektrolyte durchgelassen werden, die wiederum Einfluss auf die Weiterleitung von Schmerzinformationen haben. Und es gibt sehr viele kleine Schlösser, für die Morphin den Schlüssel darstellt. Das erklärt auch den gewaltigen Wirkunterschied: Nehme ich wenig Morphin, öffnen sich wenig Türchen, und es erfolgt wenig Wirkung. Nehme ich viel Morphin, öffnen sich viele Türchen und ich habe viel Wirkung. Das Tolle an dieser Substanzklasse ist, dass wir dermaßen viele Rezeptoren auf unseren Zellen sitzen haben, dass wir niemals befürchten müssen, die Bewaffnung ginge aus. Das heißt, selbst bei schlimmsten Tumorschmerzen können wir Morphin in sehr, sehr hohen Dosierungen anwenden und trotzdem findet das Morphin immer noch neue Türchen, die es öffnen kann. Man darf Patienten sehr glaubhaft versichern, dass es keine Obergrenze für die Dosierung von Morphin gibt.

Wir haben Morphinrezeptoren in vielen Organsystemen und Bereichen unseres Körpers, was die vielfältige Wirkung von Morphin erklärt, aber natürlich auch bestimmte Nebenwirkungen. Und ja, Opioide können insbesondere in der Einstellungsphase, das heißt, in den ersten Tagen nachdem man damit begonnen hat, Nebenwirkungen verursachen: zum Beispiel Übelkeit, Schwindel, leichte Schläfrigkeit und Verstopfung. Die gute Nachricht aber ist: Bis auf die Verstopfung, die oftmals ständiger Begleiter ist und auch bleibt, verschwinden in aller Regel die übrigen Nebenwirkungen sehr schnell. Und die andere frohe Botschaft ist, dass die Nebenwirkungen von Morphin zwar spürbar sind, aber keine Organschäden hinterlassen werden. Wohingegen die Nebenwirkungen der Nicht-Opioid-Schmerzmittel nicht spürbar sind, aber kurz-, mittel- und auf jeden Fall langfristig zu bleibenden Organschäden führen. Morphin und seine Verwandten gibt es in allen nur erdenklichen Darreichungsformen. Tabletten, Tropfen, in die Vene – es gibt keinen Ort oder keine Körperöffnung, in die man Morphin nicht geben kann. Wir haben Pflastersysteme für Menschen, die nicht schlucken können. Im Grunde genommen gibt es für jeden Menschen die passende Therapieform.

Eines möchte ich allerdings noch klarstellen, auch wenn ich hier mit einer gewissen Begeisterung für diese Substanzklasse spreche: Sie ist der Behandlung von starken Schmerzen vorbehalten, beziehungsweise nur dann, wenn eine Langzeit-Dauerschmerztherapie notwendig ist, die sich mit einer Therapie von Nicht-Opioiden in der Langzeitanwendung einfach verbietet. Natürlich sind das keine Substanzen für die Behandlung von Spannungskopfschmerz oder einem verstauchten Fuß.

Insgesamt haben wir eine Vielzahl unterschiedlicher Opioid-Präparate, die in der Hand des geübten Arztes eine noch feinere Therapiesteuerung zulassen. Dennoch muss auch hier deutlich gesagt werden: Das sind hochpotente Medikamente, die auch entsprechend umsichtig eingesetzt werden müssen. Nicht ohne Grund befinden sich drei Opioidmedikamente in den USA in den Top 10 der Substanzen für unbeabsichtigte tödliche Medikamentenüberdosierungen.

Es gibt durchaus Wechselwirkungen mit anderen Medikamenten. Diese treten jedoch eher vereinzelt auf und sind sehr viel seltener als mögliche Wechselwirkungen von Nicht-Opioid-Schmerzmitteln mit anderen Substanzen. Hinzu kommt, dass Opioid-Schmerzmittel grundsätzlich von Ärzten verordnet werden müssen (im Gegensatz zu vielen freiverkäuflichen, Nicht-Opioid-Schmerzmitteln) und wir Ärzte sind verpflichtet, alle Medikamente, die ein Patient einnimmt, gründlich auf mögliche Wechselwirkungen abzuklopfen.

Ein kleiner Nachsatz zu den sogenannten (Opioid-) Schmerzpflastern: Vielen Menschen ist nicht bewusst, dass Schmerzpflaster Opioide enthalten. Das klingt irgendwie so niedlich (»Herr Doktor, ich möchte nichts Starkes, höchstens ein kleines Schmerzpflaster«), und doch handelt es sich hier um eine hochpotente Medikation, die auch mit entsprechenden Risiken verbunden ist. Schmerzpflaster wirken übrigens im ganzen Körper und nicht nur dort, wo man sie hinklebt, daher haben sie genau die gleichen Nebenwirkungen wie Morphin zum Schlucken, das heißt, sie machen auch nicht weniger Verstopfung, bergen aber durchaus zusätzliche Risiken.

Frieda Scholz hat schon vor Jahren aufgrund verschiedener Schmerzleiden, unter anderem zusammengerutschter Wirbelkörper bei Osteoporose und rheumatoider Arthritis, von ihrem Hausarzt ein Schmerzpflaster verschrieben bekommen. Sie bekommt 75 µg Fentanyl pro Stunde, das entspricht ungefähr einer Morphindosis von 180 mg/24 Stunden. Auch wenn das für Sie vielleicht recht abstrakt wirkt, ich versichere Ihnen, diese Dosis ist schon ganz ordentlich. Es ist aber genau die Dosis, die Frau Scholz braucht und an die sie auch schon jahrelang gewöhnt ist. Einmal pro Woche bekommt Frieda Scholz Besuch von ihrem sechzehnjährigen Enkel Tim, der ihr dankenswerterweise immer die Getränkekisten in ihre Wohnung im dritten Stock schleppt. Blöderweise verhebt sich Tim bei dieser Aktion und sitzt anschließend ziemlich schmerzgeplagt bei ihr im Esszimmer. Da kommt Frau Scholz auf eine Idee. Sie holt eines ihrer Schmerzpflaster, weil die ihr immer so gut helfen, und klebt ihrem Enkel eins davon auf. Der Enkel bleibt noch zwei weitere Stunden zu Besuch, beklagt sich aber weiterhin über gleichbleibend starke Schmerzen, so dass Frieda zu ihm sagt: »Bub, ich weiß die Lösung. Ich wiege fünfzig Kilo und du fast hundert, also kleben wir einfach noch ein zweites Schmerzpflaster drauf. Du bist ja auch doppelt so schwer!« Gesagt – getan. Mit zwei aufgeklebten Pflastern verlässt der Enkel wenig später die Wohnung.

Am nächsten Morgen wird Tim leblos in seinem Bett aufgefunden, der eilig hinzugerufene Notarzt kann ihm aber noch in letzter Minute ein Gegenmittel gegen seine Opioidüberdosierung spritzen.

Was war passiert? Dem vollständig Opioid-naiven Enkel sind von seiner Großmutter insgesamt zwei 75 µg-Pflaster Fentanyl (das ist übrigens die Substanz, mit der sich der Popstar Prince versehentlich umgebracht hat) aufgeklebt worden. Das bedeutet, er hat als Ungeübter eine Morphin-Begrüßungsdosis von 360 mg bekommen, und das ist schon sehr harter Tobak. Das Perfide an den Pflastersystemen ist zudem, dass sie erst nach circa acht bis zwölf Stunden anfangen zu wirken. Der Wirkstoff muss zuerst durch die Haut, dann bildet sich im Unterhautfettgewebe ein Depot, aus diesem Depot wird dann kontinuierlich der Wirkstoff in die Blutbahn abgegeben und fängt erst dann tatsächlich an, im Körper zu wirken. Das erklärt den verzögerten Wirkeintritt nach dem Aufkleben. Das sollte man Patienten unbedingt sagen, denn viele erwarten eine sofortige Wirkung der Pflastersysteme. Dies erklärt aber auch, sollte man sich mit der Dosis einmal verhauen haben und das Pflaster abziehen, dass es noch bis zu sechzehn Stunden nachwirken kann, da im Unterhautfettgewebe ja immer noch das Depot sitzt. Von dem her sind die Pflastersysteme Darreichungsformen, die sehr träge reagieren und eigentlich nur für Menschen geeignet sind, die einen sehr stabilen Schmerz haben oder bei denen man auf Pflastersysteme ausweichen muss, weil sie nicht schlucken können. Was man vor allem als Elternteil zusätzlich im Blick haben sollte: Pflaster sind ein extrem anziehendes Spielzeug für Kinder. Man muss sie exzellent unter Verschluss halten, damit hier keine fürchterlichen Unfälle passieren.

Medikamente gegen Nervenschmerzen

Was sind eigentlich Nervenschmerzen? Kurz gesagt, hier sind die an der Schmerzweiterleitung oder Schmerzbewertung beteiligten Nervenstrukturen selbst gereizt oder beschädigt. Dies kann auf vielfältige Weise passieren. Durch eine Verletzung wird zum Beispiel ein Nerv durchtrennt oder teildurchtrennt, durch Infektionen, wie die Gürtelrose, oder auch durch Stoffwechselerkrankungen, wie zum Beispiel die Zuckerkrankheit. Typischerweise sind Nervenschmerzen brennend oder blitzartig einschießend wie eine Art Elektrisierungsgefühl. In bestimmten Hautgebieten gibt es zum Beispiel Überempfindlichkeiten, manche Patienten klagen auch über »Ameisen, die in der Haut laufen«.

Interessanterweise wirken bei Nervenschmerzen zum Teil ganz andere Medikamente als bei anderen Schmerzen. So kommen unter anderem Substanzen zum Einsatz, die eigentlich für die Behandlung der Epilepsie oder für die Behandlung von Depressionen entwickelt wurden. Wie passt das zusammen? Hier lohnt es, sich vor Augen zu führen, was eine Epilepsie, beziehungsweise ein Krampfleiden eigentlich ist. Einfach gesagt ist es ein Gewitter im Gehirn. Das heißt, elektrische Fehlentladungen in bestimmten Gehirnarealen, zum Beispiel infolge einer Verletzung, einer Infektion oder eines Tumors. Auch ein gereizter, entzündeter oder verletzter Nerv außerhalb des Gehirns kann zu diesen Fehlentladungen führen. Und da die Reaktionen des Nervengewebes überall ähnlich sind, erklärt sich auch, warum Medikamente, die im zentralen Nervensystem wirken, auch bei Erkrankungen von Nerven am Arm, am Rücken oder am Bein wirksam sein können.

Der erste Schritt in der Therapie von Nervenschmerzen ist

oftmals der Versuch einer Lokaltherapie. Wenn man also ein Überempfindlichkeitsareal auf der Haut hat, ist es möglich, entweder mit lokalen Betäubungsmitteln zu arbeiten oder mit hochdosiertem Capsaicin – ein Wirkstoff, der aus der Chilischote gewonnen wird, um eine vorübergehende Ausschaltung schmerzleitender Nervenfasern in den obersten Hautschichten zu bewirken. Kommt man mit diesen lokalen Maßnahmen nicht weiter, werden die antidepressiv oder gegen Epilepsie wirksamen Medikamente eingesetzt. Die Antidepressiva werden in der Schmerztherapie in aller Regel deutlich niedriger dosiert als für die Therapie einer Depression. Auch Opioide können in der Behandlung von Nervenschmerzen zum Einsatz kommen. Gerade Nervenschmerzen gehören mit zu den am schwierigsten zu therapierenden Schmerzarten, und die Therapie erfordert sowohl aufseiten des Patienten als auch aufseiten des Arztes viel Geduld und Vertrauen. Nicht selten muss eine Vielzahl unterschiedlicher Medikamente getestet werden, denn auch diese Substanzen sind oftmals nur in Kombination wirksam. Zudem gilt es zu beachten, dass es unter Umständen einige Wochen dauern kann, bis der Patient Linderung verspürt. Es ist schwierig und kompliziert, aber niemals unmöglich.

Der kleine Moritz ist beim Fahrradfahren auf Schotter weggerutscht, mit seinem Unterarm mit voller Wucht auf den Lenker gekracht, und hat sich einen offenen Unterarmbruch zugezogen. Leider infiziert sich die Wunde stark, so dass Moritz über Wochen hinweg immer wieder neu operiert werden muss. Die Wunde muss permanent gespült werden, und es bleibt lange unklar, ob er seinen Arm eventuell nicht verlieren wird. Während der gesamten Zeit hat er stärkste Schmerzen, auch Nervenschmerzen im verletzten Arm.

Die Schmerzen und die damit verbundenen Ängste sind so schlimm, dass niemand sich seinem Arm nähern darf. Schon die Berührung der Bettdecke ist für ihn unerträglich und ein leichter Luftzug des geöffneten Fensters bereitet ihm auf der nun langsam wieder zugeheilten Haut des Armes fast unerträgliche Schmerzen. Insgesamt haben wir bei Moritz fünf verschiedene Antiepileptika, zwei antidepressiv wirksame Substanzen und drei verschiedene Opioid-Schmerzmittel in Kombination mit lokal wirksamen Medikamenten und anderen Verfahren in wechselnden Kombinationen ausprobiert, bis wir endlich eine Kombination und eine Dosis gefunden haben, mit der er einigermaßen zurechtkam. Völlig klar ist aber auch, dass Medikamente hier nicht das alleinige selig Machende sein können. Natürlich spielt Physiotherapie eine große Rolle, eine begleitende Psychotherapie und ganz viel Ablenkung z. B. durch Therapiebegleithunde – nur so kann sich Moritz langsam aber sicher die Funktion in seinem Arm zurückerkämpfen und wieder halbwegs normal am Leben teilnehmen. Heute, zwei Jahre später, hat er nur noch ein ganz niedrig dosiertes Opioid-Schmerzmittel als Dauertherapie und saust mit seinen Kumpels wieder mit dem Fahrrad durch den Wald.

Kapitel 8

Nicht-medikamentöse Schmerztherapie

Sorge dich gut um deinen Körper,
es ist der einzige Ort, den du zum Leben hast.

Jim Rohn

Viele Menschen, die zu mir in die Schmerzsprechstunde kommen, sitzen mir mit der Einstellung gegenüber: »Ich bin der Patient, ich hab das Problem. Du bist der Arzt, du hast die Lösung. Bitte einmal das Problem beseitigen und das, nach Möglichkeit, schnell, unkompliziert und vor allem: ohne mein Zutun.« Und so blicke ich fast täglich in völlig verständnislose Gesichter, wenn ich zum Beispiel dem vierzehnjährigen 120 Kilogramm schweren Jugendlichen mitteilen muss, dass ich seine dauernden Rückenschmerzen und Spannungskopfschmerzen nicht einfach so mit einem Medikament aus der Welt schaffen kann, sondern dass auch er einen kleinen Beitrag zu seinem Wohlbefinden leisten muss. Der könnte unter Umständen so aussehen, dass er sich ein bisschen mehr bewegt als dreimal am Tag von der Couch an den Kühlschrank, die tägliche Fernseh- und Computerzeit von acht auf sechs Stunden reduziert und sich vielleicht noch zwei- bis dreimal in der Woche ins Freie wagt. Traumhaft wäre dazu ein Überdenken der bisherigen Ernährung: müssen es wirklich jeden Tag drei Liter Cola und zwei Chips-

Tüten sein, gefolgt von einer Tafel Schokolade? Und nicht selten erlebe ich dann, dass sowohl der Teenager, als auch seine Eltern maximal genervt reagieren: »Also, wir sind jetzt wirklich enttäuscht. Wir dachten, Sie seien Schmerztherapeut und würden uns endlich mal helfen! Dafür haben wir jetzt monatelang auf den Termin gewartet? Das Ganze hat uns unser Hausarzt auch schon erzählt.«

Diese Geisteshaltung, die jede Form von Eigenverantwortung ablehnt, ist leider Teil unserer allgemeinen Flatrate-Mentalität geworden, nach dem Motto: Ich bin zahlender Kunde im Gesundheitssystem, winke mit meinem All-Inclusive-Armbändchen und der von mir auserkorene Arzt regelt, ohne dass ich selbst etwas aktiv beisteuern muss, für mich meine gesundheitlichen Probleme.

Das mag jetzt vielleicht ein wenig überzogen klingen und natürlich trifft es nicht auf das Gros der Patienten zu, aber insgesamt ist das schon eine recht weit verbreitete Vorstellung. Dabei ist eines völlig klar: Eine erfolgreiche Therapie chronischer, nicht-tumorbedingter Schmerzen ist ohne Bewegung und Eigenaktivität schlicht nicht möglich!

Jana Körber wird seit einer Woche palliativmedizinisch betreut. Schon seit vielen Jahren kämpfte sie mit immer wiederkehrenden Blockierungen im Bereich der unteren Lendenwirbelsäule, und begab sich entsprechend regelmäßig in die Hände eines Chiropraktikers, der diese Gefüge- und Bewegungsstörungen kurz und knackig wieder löste. Seit einigen Tagen plagten Frau Körber nun heftige Schmerzen und Bewegungseinschränkungen im Bereich der Halswirbelsäule. Sie war bei einem Arbeitskollegen im offenen Cabrio mitgefahren und vermutete die Ursache darin und versprach sich auch hier Abhilfe von ihrem Chiropraktiker.

Er mobilisierte sodann die Halswirbelsäule von Frau Körber, die auch danach ihren Kopf wieder besser bewegen konnte. Die Schmerzen nahmen aber leider eher zu als ab, außerdem spürte sie eine deutliche Schwäche im rechten Arm. Die kurz darauf durchgeführte Bildgebung erbrachte dann die Schreckensdiagnose. Jana Körber hat einen bis dato unbekannten Lungenkrebs, der in die Knochen gestreut hatte. Die Schmerzen kamen von einer Metastase im Halswirbelkörper, und dieser instabile Wirbel war durch den kurzen ruckartigen Impuls gebrochen. Immerhin hatte Frau Körber Glück im Unglück, dass sie durch das falsche Einrenken zu ihrer schweren Erkrankung nicht auch noch eine Querschnittslähmung davongetragen hat.

Keine Sorge! Ich will Sie mit diesem kleinen Fallbeispiel nicht verunsichern, aber nicht-medikamentöse Schmerztherapie ist eben mitnichten ungefährlich und harmlos, sondern birgt durchaus auch erhebliche Risiken.

Manuelle Medizin

Manuelle Medizin, Chirotherapie, Osteopathie und Chiropraktik – gibt es Unterschiede? Immer wenn die Hände (lateinisch: *manus* – die Hand) zur Untersuchung und Behandlung eingesetzt werden, darf man von einer manuellen Behandlung sprechen. Dieser Begriff ist weder nur für eine bestimmte Form der Therapie reserviert, noch sagt er etwas über die Ausbildung des Behandelnden aus. Bei der manuellen Medizin hingegen handelt es sich um eine Behandlungsform, die Ärzten vorbehalten ist, die eine bestimmte Zusatzausbildung absolviert haben. Im deutschen Sprachraum wird die manuelle Medizin auch Chirotherapie genannt.

Was verbirgt sich hinter den verschiedenen Begriffen?
Chirotherapie wird von Ärzten ausgeübt, Nichtärzte (zum Beispiel Physiotherapeuten oder Heilpraktiker) mit einer Zusatzausbildung in Handgrifftechniken nennt man Chiropraktiker. Eine sehr verbreitete manualtherapeutische Methode ist die Osteopathie mit verschiedenen Unterformen, unter anderem der Craniosakraltherapie. In den USA ist die Osteopathie als eigenständige Behandlungsform anerkannt, und so gibt es einige Universitäten, an denen Medizin nach osteopathischen Vorstellungen gelehrt wird. In Großbritannien gibt es den Osteopathen neben Ärzten, Chiropraktikern und Physiotherapeuten ebenfalls als eigenen Beruf. In Deutschland ist weder die Ausbildung noch die Ausübung der Osteopathie einheitlich geregelt, so dass man sich im Einzelfall genau über die Ausbildung seines Therapeuten informieren sollte.

Grundsätzlich unterscheidet man in der manuellen Therapie zwischen den Funktionsstörungen, die den Schmerz letztendlich auslösen, und den Funktionsstörungen, die die eigentliche Ursache des Problems darstellen. Zu den Auslösern gehören zum Beispiel Verspannungen oder auch kleine Knötchen in der Muskulatur, die sehr schmerzhaft sein können; im Bereich der Wirbelsäule können Blockierungen auftreten, die dann zu Bewegungseinschränkungen führen. Im Alltag sagt man dann: »Arghh, ich bin schon wieder ausgerenkt.«

Gelenke können entweder in ihrem Bewegungsumfang eingeschränkt sein oder eben auch durch einen gelockerten Bandapparat einen unnatürlich großen Bewegungsumfang haben. Im Bereich des Bindegewebes können Störungen auftreten. Dort liegen ja verschiedene Muskelschichten übereinander, die sich auch gegenläufig bewegen müssen.

Sie müssen sich das so vorstellen: Muskulatur ist mit einer Muskelhaut überkleidet, und durch Verquellungen oder Verklebungen kann sich die Muskulatur dann nicht mehr frei gegeneinander bewegen, was wiederum zu Schmerzen und Bewegungseinschränkungen führen kann.

Auch im Bereich der inneren Organe können Bewegungs- und Funktionsstörungen auftreten. Hier sei als Beispiel die Verstopfung angeführt. Die meisten Menschen bewegen sich heutzutage viel zu wenig, und so kann durch ein paar gezielte Griffe – eine sogenannte Colonmassage – eine mangelnde Darmtätigkeit wieder angeregt werden. Falls Sie selbst Kinder haben, dann werden Sie sich sicher daran erinnern, wie Sie intuitiv bei den kleinen Wichten, die sich mit fürchterlichen Drei-Monatskoliken herumgeplagt haben, im Uhrzeigersinn den Bauch gerieben und sanft massiert haben. Und siehe da, schon nach kurzer Zeit hat es im Karton ordentlich gerumpelt und der Zwerg konnte wieder fröhlich lachen.

Im Bereich der Nerven gibt es ebenfalls Funktionsstörungen. Auch diese sind von Hüllen umkleidet, die sich wiederum im Zusammenspiel mit Muskeln, Sehnen und anderen Bindegewebsstrukturen frei gegeneinander bewegen lassen müssen. Hier können entsprechende Gleitstörungen auch mit Schmerzen auftreten.

Muskulär verkümmerte Couchmonster

Das waren jetzt die auslösenden Faktoren. Was den Gelenkschmerzen aber zugrunde liegen kann, sind beispielsweise gestörte Bewegungsabläufe, die diese Schmerzauslöser begünstigen. Dazu kommt eine oftmals vorhandene Instabilität der Wirbelsäule durch einen zu gering ausgeprägten muskulären Stützapparat. Wir sind ja mittlerweile fast alle zu muskulär völlig verkümmerten Couchmonstern degeneriert. Ich bilde da übrigens keine Ausnahme. Auch ich bin ein Sportmuffel. Es gibt viele Menschen, bei denen sind die Muskeln, Sehnen und Bänder durch mangelnde Bewegung und fehlende Dehnung massiv verkürzt. Klingt harmlos? Ist es keineswegs! Beugen Sie sich spaßeshalber einfach mal mit gestreckten Knien nach unten. Wie groß ist der Abstand zwischen Ihren Fingerspitzen und dem Boden? Bei mir sind das über zwanzig Zentimeter, obwohl ich sogar einen leichten Buckel habe. Dafür gibt es nur ein Wort: erbärmlich! Bei anderen Menschen liegt zum Teil eine deutliche Überbeweglichkeit, beispielsweise im Rahmen von angeborenen Bindegewebsstörungen vor. Und dann gibt es wiederum diejenigen, die wieder und wieder eingerenkt werden und bei denen im Laufe der Jahre der Stütz- und Bandapparat durch die kurzen und heftigen Manöver so weit überdehnt ist, dass die Abstände bis zur nächsten Blockierung immer kürzer werden. Oftmals haben wir aber auch – wie so oft im Leben – eine unglückselige Kombination aus verschiedenen Funktionsstörungen.

Was dem Laien, aber auch vielen Profis leider viel zu oft nicht klar ist, wie bestimmte Teile unseres Bewegungsapparates miteinander in Beziehung stehen. Zum Beispiel bilden die Kiefergelenke und unser Becken eine Funktionseinheit. Was bedeutet das? Sehr viele Rückenprobleme, aber auch Spannungskopfschmerzen werden nicht durch den Rücken selbst, sondern durch Funktionsstörungen des Kiefergelenkes mit ausgelöst!

Sie können dazu ein ganz einfaches Experiment machen: Setzen Sie sich gerade auf einen Stuhl und schließen Sie die Augen. Dann öffnen und schließen Sie Ihren Mund. Versuchen Sie einmal nachzuspüren, wo Sie den allerersten Zahnkontakt fühlen: ein bisschen mehr links, ein bisschen auf der rechten Seite, genau in der Mitte? Bei jedem Menschen ist das unterschiedlich. Wiederholen Sie das ein paarmal und merken Sie sich dieses Gefühl. Danach setzen Sie sich bewusst auf eine Pobacke Ihrer Wahl, das heißt, Sie verkippen sich leicht im Becken, versuchen aber, den Kopf weiterhin gerade zu halten. Und jetzt, probieren Sie noch einmal den Mund auf und zu zu machen. Die allermeisten Menschen werden nun das Gefühl haben, dass sich ihr Biss ein klein wenig verändert hat, sich also nicht mehr ganz genau gleich anfühlt. Was ist passiert? Sie haben Ihre Kopfstellung überhaupt nicht verändert, sondern lediglich Ihr Becken verkippt und somit hat sich automatisch auch Ihr Biss verändert. Absolut faszinierend!

Umgekehrt passiert übrigens genau das Gleiche. Viele Menschen verarbeiten im Schlaf ihre Probleme, den Stress auf der Arbeit, den Knatsch mit dem Partner, eben die Sorgen und Nöte des Alltags. Und dabei ist meistens unsere kräftigste Muskulatur aktiv, die Kaumuskulatur. Das heißt, wir knirschen im Schlaf oder beißen zumindest stark mit den Zähnen auf. Wenn Sie diese nächtliche Aktivität im Kiefergelenk haben, kann es Ihnen ganz schnell passieren, dass im Schlaf Ihr Becken verkippt. Oft ist es dann so, dass auf einer Seite das sogenannte Ileosacralgelenk blockiert, was wiederum zu einer ganzen Kette von Ausgleichsreaktionen der Wirbelsäule führt: Blockierungen der Halswirbelsäule auf der Gegenseite, verschiedene Muskelverspannungen und so weiter und so fort. Ich bin mir sicher, Sie wissen in etwa, wovon ich spreche.

Der Ort des Schmerzes, also wo dann tatsächlich die Beschwerden gefühlt werden, ist ebenfalls hoch individuell.

Der eine spürt die Ileosacralgelenksblockade aufgrund der Muskelverspannungen im Bereich der unteren Rumpfmuskulatur, das heißt, er klagt eher über Schmerzen im unteren Rücken. Der Nächste spürt am Rücken gar nichts, bekommt aber starke Spannungskopfschmerzen, weil sich die Muskelgruppen aufgrund der Halswirbelsäulenblockierung auf der Gegenseite der Ileosacralblockade zusammenziehen. Und der Dritte bekommt vielleicht schlecht Luft, weil sich Blockaden im Bereich der Brustwirbelsäule befinden, die nach vorne in den Brustkorb hineinstrahlen und das Atmen erschweren. Sie merken schon: kleine Ursache, große und vor allem total unterschiedliche Wirkung.

Die manuelle Medizin ist gemäß Studienlage eindeutig wirksam, aber bei einem derart »zupackenden Verfahren« gibt es natürlich auch einige Risiken. Die reichen von Schmerzverstärkung oder Muskelkater bis hin zu Gelenk- oder Wirbelsäuleninstabilitäten, wenn durch wiederholte kurze Impulse der Bandapparat immer wieder überdehnt wird. Das sind genau die Patienten, die sagen: »Das Einrenken hilft mir ja wirklich total gut, aber ich muss seitdem immer häufiger zum Orthopäden.« Ist doch klar: Wenn's erst mal ordentlich instabil ist, kann man sich eigentlich schon die Dauerkarte beim Orthopäden ziehen.

Die gute Nachricht: Das Risiko eines Schlaganfalles durch Einrisse in Halsgefäßen bei Manipulationen in diesem Bereich sind zum Glück nur sehr, sehr selten. Auch kommen Knochenbrüche bei Menschen mit sehr stark reduzierter Knochendichte (Osteoporose) oder wie im eingangs geschilderten Fall bei Knochenmetastasen nur selten vor.

Physiotherapie

Es gibt unendlich viele Möglichkeiten, Menschen mit Schmerzen durch physiotherapeutische Behandlungen zu helfen. Früher hieß die Physiotherapie noch Krankengymnastik, abgekürzt KG; unter Insidern steht KG für kalt und grausam. Und ja, Kälte ist tatsächlich eine Möglichkeit der Behandlung, zum Beispiel bei akuten Schmerzen bedingt durch eine Sportverletzung. Viele Profisportler gehen nach dem Wettkampf in die »Eiskammer«, um die Regeneration der Muskeln zu beschleunigen. Durch die Kälte wird die lokale Schmerzweiterleitung gehemmt, das Gewebe schwillt ab und die Muskelspannung kann dadurch deutlich reduziert werden mit dem Ergebnis, dass die Entzündung zurückgeht. Aber auch Wärme kommt häufig zum Einsatz. Wärme führt zu einer muskulären Entspannung, die Durchblutung wird gesteigert und gefördert, wodurch schmerzauslösende oder schmerzunterhaltende Botenstoffe besser aus dem Gewebe abtransportiert werden können.

Ein ebenfalls gerne eingesetztes Verfahren in der Physiotherapie nennt sich TENS – Transkutane Elektrische Nerven Stimulation. Ich weiß, das klingt mal wieder, typisch Arzt, total kompliziert. Ist es aber nicht. Es handelt sich hierbei um ein sogenanntes Gegenirritationsverfahren, frei nach dem Motto: »Wenn ich Ihnen mit einem Hammer auf den Daumen schlage, vergessen Sie für einen Moment garantiert Ihre schlimmen Kopfschmerzen«. Zugegeben, ganz so plump funktioniert es dann doch nicht, aber immerhin können Sie sich schon einmal grob etwas darunter vorstellen. Wir wissen, dass auf Rückenmarksebene sowohl Schmerzinformationen als auch Informationen über Druck und Berührung aus einem bestimmten Haut- oder Gewebeareal an derselben Schaltstelle nach oben in Richtung Gehirn durchgeleitet werden. Das wirklich Spannende aber ist, dass wir auf Rückenmarksebene eine Art Filter- oder Weichenfunktion haben, so dass notwendigerweise eben nicht alle diese Informationen zeitgleich und in voller Stärke durchgeleitet werden. Das Wunderbare, das man sich bei diesem Verfahren auch zunutze macht, ist, dass Druck und Berührung gegenüber der Schmerzinformation Vorfahrt haben. Konkret bedeutet das Folgendes: Wenn wir mittels dieses elektrotherapeutischen Verfahrens in einem schmerzhaften Haut- oder Gewebeareal mit ein paar kleinen Klebeelektroden Druck- und Berührungsinformationen gezielt generieren (der Patient spürt hier nur ein leichtes Kribbeln oder je nach eingestellter Frequenz ein leichtes Zusammenziehen der Muskulatur), dann werden aus diesem Areal weniger Schmerzimpulse durchgeleitet und der Patient verspürt eine zum Teil recht deutliche Schmerzlinderung.

Dieses Funktionsprinzip ist uralt. Bereits die Ägypter haben vor über viereinhalbtausend Jahren Fische, die in der Lage waren, kleine Stromschläge zu geben, gezielt auf Körperstellen gesetzt, die schmerzhaft waren. Und wir alle, die wir Kinder haben, nutzen dieses Gegenirritationsverfahren intuitiv zur sofortigen Schmerzlinderung. Was macht man nämlich, wenn das dreijährige Kind auf der Straße hingefallen ist und sich das Knie aufgeschlagen hat? Man pustet! Und wohin pustet man? Genau auf die verletzte Stelle! Es nützt überhaupt nichts, dass man auf das andere Knie pustet, nein, man muss auf das Hautareal der Verletzung pusten. Schon kommt es auf Rückenmarksebene durch das Pusten zu einer Konkurrenzsituation zwischen dem Schmerzreiz und der Berührungsinformation. Und siehe da – schon tut es nur noch halb so weh. Natürlich hat das auch etwas mit persönlicher Zuwendung zu tun, aber probieren Sie es ruhig einmal aus! Wenn Sie auf das falsche Knie pusten, wird Ihr Kind deutlich länger und lauter weiterschreien.

Man kann die transkutane elektrische Nervenstimulation bei ganz vielen Indikationen anwenden, bei verschiedensten Verletzungen, bei Kopfschmerzen, Tumorschmerzen und sogar bei Phantomschmerzen nach dem Verlust von Gliedmaßen. Dieses Verfahren kann wunderbar bei Menschen mit Lähmungen angewandt werden, die bestimmte Muskelgruppen nicht, oder nur noch unvollständig ansteuern können, aber auch bei Menschen, die bestimmte Muskelgruppen kurzfristig aktiv nicht mehr bewegen können. Was passiert nämlich, wenn Sie Ihre Muskulatur nicht benutzen? Richtig, sie verkümmert. Jeder, der schon einmal einen eingegipsten Arm oder ein eingegipstes Bein hatte, kann sich garantiert noch an diesen beeindruckenden Muskelschwund bei der Gipsabnahme erinnern. Von einem durchtrainierten Oberschenkel zu einem bleichen Zahnstocher in nur vier Wochen – juhu! Fies ist auch die Tatsache, dass Muskelaufbau unendlich viel länger dauert als Muskelabbau. Also heißt hier die Devise: Zurück aufs Laufband!

Dieses Verfahren sollte nicht bei bekannter Epilepsie, bei Patienten mit Herzschrittmachern oder eingebauten Defibrillatoren und bei Schwangeren, eingesetzt werden, da die elektrischen Impulse durchaus auch Wehen auslösen können. Hier kann man zum Beispiel auf Krankengymnastik oder auf die auf den folgenden Seiten beschriebenen Methoden, wie zum Beispiel Biofeedback, Hypnose oder Muskelentspannungsverfahren zurückgreifen.

Biofeedback

Ein weiteres hochspannendes Verfahren nennt sich Biofeedback. Dabei können Körperprozesse, die man entweder gar nicht oder nur eingeschränkt wahrnehmen kann, dem Patienten rückgemeldet werden. So kann der Patient lernen, körperliche Prozesse willentlich zu steuern. Vom Ansatz her ist Ihnen das vielleicht schon vom Autogenen Training bekannt, wenn Sie sich hinlegen und sagen, »Mein rechter Arm wird jetzt ganz schwer« oder »In meinen Beinen breitet sich gerade eine angenehme Wärme aus«, dann kann man das durchaus spüren lernen und entsprechend trainieren. So können Sie beim Biofeedback zum Beispiel die Körperoberflächenspannung mittels Elektroden ableiten. Diese Rückmeldung körpereigener Funktionen ist extrem sensibel. So wird beim »Lügendetektor-Test«, den Sie sicher aus amerikanischen Fernsehsendungen kennen, der Hautwiderstand gemessen. Beim Biofeedback ist es auch möglich, Muskelspannung in bestimmten Körperbereichen sichtbar zu machen. Auf einem Computerbildschirm sehen Sie auf einmal graphisch dargestellt, dass die linke Seite Ihres Rückens viel stärker verspannt ist als die rechte. Und über diese Rückmeldung am Bildschirm können Sie jetzt versuchen, dieses Ungleichgewicht tatsächlich willentlich zu beeinflussen. Therapeutisch kann man das unter anderem dazu nutzen, um eine bessere Entspannungsfähigkeit zu trainieren. Bei Migräne-Patienten kann man Biofeedback zum Beispiel dafür nutzen, um ihnen den Zustand bestimmter Arterien auf dem Computer zu zeigen. So kann er lernen, nur mittels seiner Gedanken die Gefäßweite selbst zu regulieren, um später eine im Anflug befindliche Migräneattacke durch gezielte Gedanken schon in der Entstehung abzufangen. Diese Methode ist zwar sehr effektiv, aber ziemlich trainingsintensiv, denn am Anfang wissen Sie noch nicht, an was Sie denken müssen, um die Gefäßspannung aktiv zu beeinflussen. Oft werden rund zehn einstündige Sitzungen benötigt, um sich diese Fähigkeit halbwegs anzutrainieren, und es sind zum Teil ganz interessante Gedanken, die zum Erfolg führen. Bei einem meiner Patienten funktioniert der Gedanke an einen Traumurlaub, ein anderer erzielt die besten Effekte, wenn er an seine verhasste Mathelehrerin denkt. Sie können sich vorstellen, dass es eine Weile gedauert hat, bis wir das herausgefunden hatten.

Neben einer Schulung der Körperwahrnehmung ist Biofeedback aber auch exzellent geeignet, um Menschen das bio-psychosoziale Krankheitsmodell zu vergegenwärtigen: Wenn Sie zum Beispiel über Ihrer chronisch verspannten Wirbelsäulenmuskulatur zwei Klebeelektroden platziert haben und der Therapeut spricht Sie auf den ständigen Ärger mit Ihrem Chef an, und Sie am Bildschirm in Echtzeit nachverfolgen können, wie Ihre Muskulatur auf der Stelle dermaßen zukrampft, dann ist das schon ziemlich eindrücklich. Mindestens genauso eindrücklich wie der Gedanke an das hochverdiente Feierabendbierchen ebendiese Muskelanspannung auf die gleiche Weise wieder zuverlässig runterregulieren wird.

Psychologische Schmerztherapie

Da wir (zum Glück) denkende und fühlende Wesen sind, ist es eben nicht nur der körperliche Schmerz durch den Hexenschuss, der uns sagt, »das aktuelle Schmerzlevel liegt bei sieben von zehn, bestimmte Bewegungen kann ich auch nicht machen«, nein, es schwingen immer noch weitere Ebenen mit, zum Beispiel: »Ach, du liebes Lieschen, hoffentlich ist es kein Bandscheibenvorfall! Bei meinem Nachbarn hat das ganz genauso angefangen, und am nächsten Tag war sein linkes Bein gelähmt. Außerdem will ich doch zur Polizei und morgen findet die wichtige Sportprüfung statt. Wenn ich die nicht bestehe, dann ist meine gesamte berufliche Karriere verpfuscht ...«

In der psychologischen Schmerztherapie geht es vor allem darum, Gedanken zu erkennen und zu bearbeiten, die den Schmerz unter Umständen aufrechterhalten oder sogar noch verstärken. Sie ahnen ja gar nicht, wie viele Menschen es mit einer ausgeprägten Neigung zum Katastrophisieren gibt, die sich mit dieser chronischen negativen Grundhaltung ganz herrliche Eigentore schießen.

Da ist zum Beispiel Helga Behr, die in der Regionalbahn sitzt und sich denkt: »Ach du liebe Zeit, da vorne hat jemand das Fenster auf Kipp, jetzt krieg ich bestimmt einen Zug. Ach herrje, dann habe ich wieder tagelang einen steifen Hals, kann mich nicht bewegen und muss wieder diese Medikamente nehmen, die mir dermaßen auf den Magen schlagen, liege dann wie beim letzten Mal zwei Wochen todkrank im Bett; das ist schon der fünfte Krankenschein dieses Jahr und das, wo mir der Chef doch schon angedeutet hat, dass er sich bei der nächsten Krankmeldung überlegt, ob er meinen Vertrag überhaupt verlängert, und ...« Schon zehn Sekunden nachdem Frau Behr das auf Kipp stehende Fenster entdeckt hat, bemerkt sie, wie ihr Hals wie auf Kommando langsam steif wird.

Leider ist Helga Behr kein Ausnahmefall. Es gibt unglaublich viele Menschen, die sich ganz wunderbar in ihre selbsterschaffene Schmerzspirale hineinstürzen. Der Schmerz führt zu Angst, zu Schlafstörungen, zu weiterer Immobilität, und so kann man sich, Schritt für Schritt, immer noch weiter nach unten strudeln. Aus diesem Grund ist es ungemein wichtig, mit dem Patienten über sein Schmerzgedächtnis zu sprechen, über den Zusammenhang von Stress und Schmerz, über den Zusammenhang von Muskelspannung und Schmerz, denn Anspannung führt zu Verspannung, und das muss man seinen Patienten einfach und möglichst anhand von verständlichen Beispielen verdeutlichen.

Günter Petry ist ein eher zurückhaltender und ruhiger Mensch. Aktuell liegt er wegen eines akuten Bandscheibenvorfalles im Krankenhaus, genau wie sein Zimmergenosse Jan Frank, der großen Redebedarf hat und ohne Punkt und Komma nonstop und lautstark drauflosquasselt. Herr Petry hätte gerne seine Ruhe, die er nicht bekommt, und diese »kleine« Störung setzt ihm mächtig zu. Seine Rückenmuskulatur verspannt sich daraufhin immer mehr, und er denkt nur noch an eins: »Ich will hier raus, ich will in ein anderes Zimmer. Das kann doch nicht wahr sein, das halte ich nicht aus.« Da er aber auch ein emphatischer Mensch ist, sagt er zu sich: »Jan ist ja genauso arm dran wie ich, außerdem hat er ja sonst niemanden zum Reden.« Trotzdem ist Günter Petry wütend auf sich selbst, dass er sich nicht traut, seine Meinung laut auszusprechen. Am liebsten möchte er gerne in Ruhe ein Buch lesen, hat aber eine Mordswut auf den Mitpatienten, der ihn so in Beschlag nimmt, dass er nur noch Hilflosigkeit spürt, sich seinem Schicksal ergibt und gequält weiter zuhört. Was ist die Konsequenz? Er ärgert sich total über sich selbst, wird noch viel verspannter als vorher und verspürt deutlich mehr Schmerzen.

Für solche Patienten sind aktive Ablenkungsstrategien etwas ganz Wunderbares, aber auch Dinge wie Genusstraining, sich selbst einmal belohnen. Warum? Weil wir unsere

Aufmerksamkeit eben nur auf eine Sache gleichzeitig richten können. Nix Multitasking – ja, das gilt auch für euch, liebe Frauen, am Ende sind wir alle eben doch nur Monotasker und basta!

Bei jedem Menschen finden sich Dinge, die sie gerne machen, mit denen sie sich auch durchaus über einen längeren Zeitraum mehr oder minder erfolgreich vom Schmerz ablenken können. Wichtig ist dabei, sich die verschiedenen Persönlichkeitstypen noch einmal vor Augen zu führen, die jeweils in sich ein gewisses Risiko für Schmerzchronifizierung bergen, und die auch wir Profis unterschiedlich anpacken müssen.

Da gibt es zum einen die ängstlichen Vermeider mit ihrer Neigung zur Katastrophisierung. Sie glänzen durch Hilf- und Hoffnungslosigkeit, die sich gerne einigeln und ein völlig überzogenes Schon- und Vermeidungsverhalten an den Tag legen. Das sind Menschen, die sich bei geringsten Rückenschmerzen im Zehnminutentakt Schmerzsalbe auftragen, sich die Heizdecke am liebsten auf den Rücken nähen würden und den ganzen lieben Tag versuchen, jedwede Bewegung entweder komplett bleiben zu lassen (»Schatz, kannst du mir noch ein Bier aus dem Keller holen? Ich hab wieder Rücken!«) oder zumindest auf ein absolutes Minimum zu reduzieren, zum Beispiel wenn keiner da ist, der das Bier aus dem Keller holen könnte.

Dann gibt es noch die fröhlichen Durchhalter. Das sind Menschen, die permanent die Zähne zusammenbeißen, die sich absolut niemals entspannen können und die es als größtmögliche Zumutung empfinden, mal für eine halbe Stunde Ruhe zu halten. Das sind diejenigen, die generell keine Belastungsgrenzen akzeptieren und die sich zum Beispiel auch untrainiert direkt für einen Marathonlauf anmelden.

Diese Spezies trägt den Glaubenssatz in sich: »Ich bin unersetzlich, kann nicht nur alles, sondern ich kann alles auch noch viel besser.«

Wenn der ängstliche Vermeider vom Arzt jetzt die Empfehlung bekommt, er möge so kurz nach seiner Verletzung doch bitte mit fünf Kilo Gewicht trainieren, und derselbe Rat einem fröhlichen Durchhalter gegeben wird, wird Folgendes passieren: Der ängstliche Vermeider wird wahrscheinlich nur die Ein-Kilo-Hantel schwingen, während der fröhliche Durchhalter direkt versuchen wird, ob es nicht auch mit zwanzig Kilogramm geht.

Im Rahmen der psychologischen Schmerztherapie nehmen die Entspannungsverfahren einen ganz wesentlichen Stellenwert ein, da Stress und Anspannung – wie schon erläutert – die Schmerzstärke modulieren. Sie schulen die Körperwahrnehmung, sie zwingen einen dazu, sich Ruhepausen zu gönnen und sich Zeit für sich zu nehmen. Dadurch, dass die Aufmerksamkeit in eine andere Richtung gelenkt wird, entstehen Schmerzpausen; der Patient kann Kraft tanken und erfährt Selbstwirksamkeit. Dies sind allesamt nebenwirkungsfreie Verfahren und man kann sie so oft anwenden, wie man will, ohne dass sie je an Wirksamkeit verlieren.

Progressive Muskelentspannung

Zu den bekanntesten und am besten im Bereich der Schmerztherapie untersuchten Verfahren gehört die progressive Muskelrelaxation nach Jacobson. Das ist ein sehr einfaches Verfahren, das die meisten Patienten auch problemlos mittels einer CD selbst erlernen können und nicht unbedingt einen Kurs besuchen müssen. Sie werden aufgefordert, nacheinander verschiedene Muskelgruppen anzuspannen, nach kurzer

Zeit wieder zu lockern und ihre gesamte Aufmerksamkeit auf ihre Muskulatur zu richten. Durch diesen Wechsel von Anspannung und Entspannung gleitet der Körper in einen wohligen Entspannungszustand. Darüber hinaus lernt der Betreffende, Spannungszustände früher wahrzunehmen und rechtzeitig dagegenzusteuern sowie grundsätzlich das muskuläre Spannungsniveau, aber auch das allgemeine innere Anspannungsniveau zu senken. Es gibt hier nachgewiesene Wirksamkeiten sowohl bei Angsterkrankungen und Schlafstörungen, als auch bei Spannungskopfschmerzen und grundsätzlich bei allen chronischen und chronifizierten Schmerzen. Zudem sind durch Studien nachweisliche Effekte im Sinne einer Blutdrucksenkung und Pulsverlangsamung belegt, wie auch eine deutliche Verbesserung der allgemeinen Lebensqualität.

Autogenes Training

Bei diesem Verfahren versucht man in sich selbst das Gefühl von Wärme und Schwere entstehen zu lassen, zum Beispiel gezielt in einem Arm oder Bein. Dazu achtet man auf eine ruhige Atmung und erreicht schon dadurch deutliche Entspannungsreaktionen. Auch hier gibt es, wie schon bei der progressiven Muskelentspannung, zahlreiche Wirkungsnachweise. Dieses Verfahren ist jedoch etwas anspruchsvoller zu erlernen. Vielen Patienten gelingt es nur unter persönlicher Anleitung. Sie brauchen in der Regel mehr Zeit und eine bessere Fähigkeit zur Grundentspannung, als es bei der progressiven Muskelentspannung der Fall ist.

Hypnose

Ich weiß, was Sie jetzt denken! Sie denken an die klassische Fernsehshow-Hypnose, bei der ein Zuschauer aus dem Publikum dem Hypnotiseur in die Augen schaut, dieser mit den Fingern schnippt, der Hypnotisierte nach hinten umfällt und danach auf Kommando wie ein Huhn zu gackern beginnt und mit lustigen Armbewegungen über die Bühne hüpft. Nun, die Zielrichtung medizinischer Hypnose unterscheidet sich ein klein wenig davon. Ich bin im Rahmen meiner Ausbildung zum Hypnotherapeuten selbst schon mehrfach hypnotisiert worden - ganz ohne peinliches Herumgackern - und empfinde diesen Bereich als ein hoch faszinierendes Behandlungsverfahren.

Durch bestimmte Techniken wird der Patient in einen Trancezustand versetzt, in dem es zu einer Verminderung von Muskelspannung, Herzfrequenz und Blutdruck kommt. Man atmet regelmäßiger und langsamer, es kommt zu einer messbaren Veränderung der Aktivierung bestimmter Hirnareale, und der Stresshormonspiegel sinkt. Hypnose, beziehungsweise das Auslösen eines Trancezustandes, hat eine lange Tradition. In diesem Zustand der Tiefenentspannung ist die Aufmerksamkeit nach innen gerichtet und die äußere Realität tritt in den Hintergrund. Es findet ein eher bildhaftes Denken statt. Es ist bisweilen möglich, das Schmerzempfinden komplett auszublenden. So gibt es beeindruckende Berichte über Operationen unter alleiniger Hypnose, ohne Narkose oder Schmerzmedikamente.

Ein wesentlicher Pluspunkt der Hypnose ist, dass man in diesem Trancezustand auch für Impulse von außen deutlich zugänglicher ist. Für die Showhypnose kann man das natürlich spektakulär »missbrauchen«, aber man kann diesen Zustand auch nutzen, um dem Patienten bestimmte Verhaltensmuster oder Umbewertungen der eigenen Lebenssituation schmackhaft zu machen und für Heilungsprozesse zu nutzen.

Ein Beispiel, wie Hypnose wirken kann: Wenn ein Patient panische Angst vor Spinnen hat, im Trancezustand aber sehr glaubhaft immer wieder versichert bekommt, dass er diese kleinen putzigen Tierchen total goldig und niedlich findet, ist das ein probates Mittel, seine Spinnenphobie loszuwerden. Hypnose wird zur Raucherentwöhnung genauso eingesetzt wie in Seminaren gegen Flugangst.

Grundsätzlich öffnet dieses Tor zum Unterbewusstsein einen Zugang zu verborgenen Fähigkeiten und zu ungenutzten Potentialen. Es ist total erstaunlich, wie unter Hypnose ein Phänomen wie die Levitation funktioniert. Das bedeutet, dass man im Rahmen einer Trance seinen Arm zum Beispiel im 90-Grad-Winkel neben dem Körper ausgestreckt in die Luft hält und in diesem Geisteszustand Belastungen ertragen kann, wie es ohne Hypnose niemals möglich wäre. Das heißt, wir können hier Kräfte mobilisieren, an die wir bei normalem Bewusstsein gar nicht herankommen.

Laut einem Forschungsgutachten der Bundesregierung gehört die Hypnose zu den fünf erfolgreichsten und am besten untersuchten Therapieverfahren im Bereich der Psychotherapie.

Die Effekte sind sowohl für Ängste als auch psychosomatische Störungen als auch akute und chronische Schmerzsyndrome inklusive Krebsschmerz nachgewiesen. Dies ist durch zahlreiche Studien eindrucksvoll belegt. Somit erfüllt die Hypnose die höchsten Wirksamkeitskriterien bei akutem Schmerz. Auch bei chronischen Schmerzen aufgrund körperlicher Erkrankungen wirkt Hypnose vergleichbar effektiv wie ein Medikament, das man anfassen und einnehmen kann. Zudem ist es möglich, Patienten zur Selbsthypnose anzuleiten und binnen kurzer Zeit auch ohne Therapeut mittels Eigenübungen in die freie Wildbahn zu entlassen.

Die Erfolgsquote der Hypnotherapie liegt bei rund siebzig Prozent und das ist, glauben Sie mir, ganz schön viel.

Allerdings muss man beachten, dass man sowohl für die Hypnotherapie, als auch für andere psychotherapeutische Verfahren eine gewisse Grundintelligenz mitbringen sollte, damit das Verfahren funktionieren kann. Wichtig ist außerdem, dass man bereit ist, sich grundsätzlich darauf einzulassen. Wenn man sich massiv dagegen wehrt, funktioniert die Hypnotherapie fast nie. Allerdings funktioniert sie in der Regel sehr gut bei Menschen, die sagen: »Ich wehre mich nicht dagegen, aber ich glaube nicht, dass mich jemand hypnotisieren kann.« Die hat man meistens innerhalb kurzer Zeit in der Trance.

Da immer wieder durchaus verstörende Elemente der Hypnose im Fernsehen gezeigt werden, die einem ja durchaus Angst machen können, ist ein vertrauensvolles Verhältnis zwischen Therapeut und Patient essentiell. Viele Menschen hält einzig die Angst vor einem möglichen Kontrollverlust nämlich davon ab, sich auf eine Hypnose einzulassen. Daher ist es mir an dieser Stelle ganz wichtig: Patienten dürfen und müssen sich darauf verlassen können, dass – wenn sie zu einem Arzt mit Zusatzausbildung »medizinische Hypnose« oder einem psychologischen Psychotherapeuten mit Zusatzausbildung »klinische Hypnose« gehen, dieser sowohl die dafür notwendige Ausbildung besitzt als auch das Vertrauen, das der Patient zu Recht in den Therapeuten setzt, uneingeschränkt achtet.

Ein wesentlicher Nebeneffekt der hypnotherapeutischen Ausbildung ist auch, dass einem immer wieder deutlich bewusst gemacht wird, dass Menschen, die sich in einem Zustand der Trance befinden, Dinge wörtlich nehmen. Von dem her ist es von eklatanter Wichtigkeit, dass man während hypnotherapeutischer Sitzungen sehr auf seine Sprache achtet, da man ansonsten ungewollt negative Glaubenssätze und damit auch eine deutliche Verstärkung der Probleme des Patienten provozieren kann. Die Verantwortung des Therapeuten ist hier groß, da der Patient tatsächlich ein wenig ungeschützt Zugriff auf sein Unterbewusstsein bietet, dafür sind aber die therapeutischen Möglichkeiten auch entsprechend beachtlich.

Meine ersten eigenen Erfahrungen mit Hypnotherapie waren total faszinierend. Während meiner Ausbildung zum Schmerztherapeuten hat mir der Schmerzpsychologe und Hypnotherapeut der Klinik nämlich eine Hypnose angeboten. Als er mich fragte, an welches Thema ich mich denn am liebsten heranwagen würde, dachte ich sofort, aber ohne mir große Hoffnungen zu machen, an meine Höhenangst. »Die wäre ich schon gerne los«, sagte ich zu dem Hypnotherapeut, »denn das nervt ohne Ende. Ich kann auf keine Leiter steigen, ab der dritten Stufe wird mir schon schwindelig und ich habe, sobald ich auch nur in die Nähe eines Balkongeländers komme, das Gefühl, mich zieht's gleich nach unten. Manchmal wird das Gefühl so stark, dass ich wirklich denke, dass ich kurz vor dem Fallen bin.«

All die Jahre wusste ich einfach nicht, woher das kam und schon gar nicht, wie ich dieses Gefühl, das meine Lebensqualität so dramatisch beeinflusst, vernünftig steuern kann. Nach einer kurzen Trance-Induktion war es mir dann tatsächlich möglich, ein längst verschüttetes Kindheitserlebnis aus meinem Unterbewusstsein noch einmal freizubuddeln. Was war geschehen? Ich war noch ein Schulkind und bin – obwohl ich meinen Eltern versprochen hatte, es nicht zu tun – mit einem Freund in ein Haus meiner Nachbarschaft gegangen, das sich noch im Rohbau befand. Wir haben uns durch das Treppenhaus hoch bis in den zweiten Stock geschlichen und versuchten dann, an einer angelehnten Bautür vorbei, uns in eine der Wohnungen zu zwängen. Dabei kam die Tür ins Rutschen und mein Freund segelte ein ganzes Stockwerk nach unten und blieb irgendwo auf dem Treppenabsatz regungslos liegen.

Die gesamte Szene lief vor meinem geistigen Auge noch einmal ab, wie in einem Film, total abgefahren: Ich habe nach unten geschaut, habe meinen Kumpel dort liegen gesehen und dachte, er wäre tot. In dem Moment habe ich das gleiche Gefühl gehabt, das ich immer habe, sobald ich auch nur aus geringsten Höhen nach unten schaue. In dieser hypnotherapeutischen Sitzung ist es letztendlich dann gelungen, diese Situation noch einmal anders zu bewerten und ohne diesen Horror- und Panikaspekt neu abzuspeichern. Und siehe da – seit dieser einen Sitzung bin ich in der Lage, auf Leitern zu klettern, und kann selbst von einem höher gelegenen Balkon auf einmal die Aussicht (selbst nach unten) richtig genießen.

Das Faszinierende dabei war auch, dass mir dieses Kindheitsereignis überhaupt nicht mehr bewusst war und ich nicht den geringsten Zusammenhang zwischen diesem Erlebnis und meiner Höhenangst vermutet hätte. Einige Monate später bin ich von einer der höchsten Bungee-Brücken der Welt gesprungen und kann seitdem mit Sicherheit sagen: Dank einer einzigen hypnotherapeutischen Sitzung ist das Thema Höhenangst für mich ein für alle Mal ad acta gelegt. Vielleicht verstehen Sie jetzt, warum mich dieses Verfahren derart fasziniert!

Diejenigen unter Ihnen, die sich an dieser Stelle ausführliche Informationen über Akupunktur, Homöopathie oder auch Cannabis-Therapie gewünscht hätten, muss ich um etwas Geduld bitten. Um diese großen und mir persönlich sehr wichtigen Themen werde ich mich in meinem nächsten Buch über Alternativ- und Komplementärmedizin beschäftigen. Trotzdem kann und möchte ich mir einen kleinen Ausritt in Bezug auf die Cannabis-Therapie nicht verkneifen.

Medizinisches Cannabis

Seit ich als Arzt arbeite, und das sind immerhin schon siebzehn Jahre, setze ich Cannabinoide als Medizin bei meinen Patienten ein. Der besseren Lesbarkeit geschuldet, verwende ich - obwohl nicht ganz korrekt - den Begriff »Cannabis«, obwohl eigentlich Delta9-Tetra-Hydro-Cannabinol gemeint ist. Aber wir reden ja auch vom Blinddarm, obwohl wir den Wurmfortsatz meinen. Cannabis ist, ähnlich wie Morphium, ein extrem segensreiches Medikament, aber auch hier darf ich mich den lieben langen Tag mit Vorurteilen herumplagen: Cannabis würde sich insbesondere bei Kindern nachteilig auf die Gehirnentwicklung auswirken, denn wir alle wissen ja aus eigener Erfahrung oder Berichterstattung, dass »kiffen« lethargisch macht und einem nach der Einnahme alles egal zu sein scheint. Leider wird auch hier nicht unterschieden zwischen Medikament und dem Einsatz als Droge. Ich möchte das anhand von Alkohol einmal verdeutlichen. Wenn jemand zwei- bis dreimal pro Woche abends ein Gläschen Rotwein trinkt, befindet er sich doch in einer anderen Situation, als eine Person, die sich jeden Tag zwei Flaschen Whisky hinter die Binde kippt, um sich gezielt zu betäuben. Im ersten Fall kann man mit etwas Glück sicherlich hundert Jahre alt werden, im zweiten Fall sind vermutlich spätestens mit Mitte fünfzig sowohl die Leber als auch das Gehirn hinüber.

Ich störe mich wahnsinnig daran, dass der Einsatz von Cannabis als Droge und der Einsatz von Cannabis als Medikament oft in einem Atemzug genannt werden. Wenn wir Ärzte Cannabis einsetzen, setzen wir es immer unterhalb der sogenannten psychotropen Schwelle ein, das heißt unterhalb der Schwelle, bei der die Patienten das Gefühl bekommen, dass sie zu fliegen beginnen, also »high« werden. Somit entsteht erst gar nicht das Verlangen, dass sie diese Substanz möchten, um dieses schöne Gefühl wiederzubekommen. Nein, unsere Patienten möchten diese Substanz haben, weil sie durch sie weniger Übelkeit haben, dafür aber etwas mehr Appetit, weniger Ängste, weniger Schmerzen, weniger Muskelverkrampfung, vielleicht weniger Tic-Störungen beim Tourette-Syndrom, vielleicht weniger Krampfanfälle.

Ich persönlich halte Cannabis für ein außerordentlich segensreiches Medikament mit einer exzellenten Verträglichkeit. Auch gibt es seit der Verkehrs- und Verordnungsfähigkeit von Cannabinoiden in Deutschland, das heißt seit 1998, keinen einzigen dokumentierten Todesfall durch medizinisches Cannabis. Ich kenne wenige Medikamente, die zum einen ein so breites Wirkspektrum und zum anderen eine so exzellente Verträglichkeit verbunden mit einer solch großen therapeutischen Breite haben. Gott sei Dank wurde das mittlerweile auch von der Politik erkannt. War die Erstattungsfähigkeit einer Cannabis-Therapie bis dato im Wesentlichen von der Tagesform des zuständigen Sachbearbeiters der Krankenkasse abhängig, so soll gemäß einer Initiative des Bundestages aus dem Januar 2017 insbesondere für schwerst- und sterbenskranke Patienten der Zugang zu einer medizinischen Cannabis-Therapie deutlich erleichtert werden. Die Monatstherapiekosten, die sich in aller Regel im Bereich zwischen 250 und 500 Euro bewegen, kann sich nun mal nicht jeder Patient aus eigener Tasche leisten. Wie vielfältig das Spektrum einer Cannabis-Therapie ist und dass sie weit über die Therapie chronischer Schmerzen hinausgeht, möchte ich gerne anhand von zwei Fallbeispielen verdeutlichen.

Der dreijährige Paul wurde mit einem schweren Herzfehler aufgrund eines Chromosomendefektes geboren. Zudem zeigten sich schon sehr früh schwerste Krampfanfälle, bei denen Paul immer wieder bis zu dreißig Minuten, und das zum Teil mehrfach täglich, das Atmen einstellte. Er wurde auf verschiedene Antikrampf-Medikamente eingestellt, leider mit erheblichen Nebenwirkungen. So bildeten sich zum Beispiel Nierensteine, die operativ entfernt werden mussten und immer wieder schlimmste kolikartige Schmerzen verursachten, ohne dass sich die Krampfsituation wirklich durchgreifend verbessert hätte. In der insgesamt verzweifelten Situation entschlossen wir uns dazu, eine Cannabis-Therapie zu beginnen und siehe da, die schweren Krampfanfälle mit langem Luftanhalten und der Notwendigkeit, das Kind für bis zu dreißig Minuten mehrfach täglich mit einer Maske zu beatmen, gingen von zwei bis drei Anfällen pro Tag auf zwei bis drei Anfälle pro Woche zurück. Ich glaube, jeder kann sich ausmalen, was das an Lebensqualität für den kleinen Paul und seine Familie bedeutet hat.

Ein anderes, ganz aktuelles Beispiel ist ein knapp fünfzehnjähriger Patient von mir. Robin leidet unter *Epidermolysis bullosa*, der sogenannten Schmetterlingserkrankung. Bei dieser Erkrankung sitzen die einzelnen Hautschichten nicht fest aufeinander, so dass sich die Haut schon bei geringstem Druck blasig abhebt. Diese Kinder entwickeln großflächige

Wunden, die immer wieder vernarben, leiden oft unter massiven Schmerzen, insbesondere bei den mehrmals pro Woche anstehenden zum Teil mehrstündigen Verbandswechseln und leiden durch die permanent in Abheilung befindlichen Hautbezirke zusätzlich unter starkem Juckreiz. Robin war mit seiner Situation so unzufrieden, dass er ständig im Internet unterwegs war, um neue Behandlungsmöglichkeiten seiner Erkrankung zu finden. Eines Tages kam er mit einem Bericht zu mir, den er auf einer kanadischen Internetseite gefunden hatte, mit dem möglichen Hinweis, dass sich durch eine Cannabis-Therapie seine geschädigten Hautzellen eventuell zumindest ein bisschen stabilisieren könnten. Ohne dass ich persönlich viel Hoffnung hatte oder auch ihm viel Hoffnung machen wollte, einigten wir uns auf einen auf vier Wochen angelegten Behandlungsversuch mit niedrig dosiertem Cannabis und siehe da, schon im Niedrigdosisbereich und ohne dass Robin irgendwelche Nebenwirkungen durch die Therapie bekam, besserte sich sein Hautbild. Die auftretenden Blasen waren deutlich kleiner, er hatte weniger Schmerzen und damit auch weniger Schmerzmittelbedarf. Auch der ihn extrem quälende Juckreiz, von dem er immer wieder nachts wach wurde, ließ dramatisch nach.

Ich habe im Laufe der letzten siebzehn Jahre mehrere hundert Kinder und Erwachsene mit Cannabis behandelt, und ich freue mich sehr darüber, dass der Zugang zu diesem Medikament auch in Deutschland, insbesondere für schwerstkranke Patienten, nun deutlich erleichtert wird.

Kapitel 9

Placebo – Nocebo – Effekte

Ein junger Mann nimmt an einer Medikamentenstudie teil, bei der die Wirkung von Antidepressiva untersucht werden soll. Während dieser Zeit trennt sich unglücklicherweise seine Freundin von ihm, und er nimmt – in einem heftigen Anflug von Hoffnungslosigkeit – fast dreißig Tabletten der Studienmedikation in suizidaler Absicht ein. Als er merkt, dass es ihm langsam schlechter geht, bereut er die Entscheidung, sich das Leben zu nehmen, und alarmiert den Notarzt. Dieser findet ihn in einem höchst kritischen Zustand vor: bewusstseinseingeschränkt, mit Herzrhythmusstörungen und deutlich erniedrigtem Blutdruck. Der Patient wird notfallmäßig ins Krankenhaus gebracht, Gegenmaßnahmen werden eingeleitet. Unterdessen telefonieren die behandelnden Ärzte mit der Studienleitung, um herauszufinden, welchen Wirkstoff er zu sich genommen hat. Die verblüffende Information lautet, dass der Patient der Placebo-Gruppe zugelost wurde. Das heißt, dass die Tabletten, die er täglich einnahm, völlig wirkstofffrei waren. Ihm wurde das zu Beginn der Studie natürlich verschwiegen, so dass er tatsächlich während der ganzen Phase ernsthaft glaubte, echte Antidepressiva zu schlucken. Der Arzt überbringt dem jungen Mann die frohe Botschaft und wenige Minuten später verschwinden sämtliche geschilderten Symptome. Was für eine krasse Situation: Schwebte er gerade noch in echter Lebensgefahr, fühlt er sich nun, mal abgesehen von seinem Liebeskummer, schon wieder pudelwohl, steht auf und fährt mit dem Bus nach Hause.

Kann es wirklich sein, dass wir nur aufgrund unserer Erwartungshaltung so eindrückliche körperliche Veränderungen erfahren können, die im Extremfall sogar über Leben und Tod entscheiden?

Vor einigen Jahren wurde eine sehr interessante Studie veröffentlicht. Patienten, die unter einem Knorpelschaden im Knie litten, wurden in zwei Gruppen eingeteilt. Die erste Gruppe wurde arthroskopisch, das heißt, mittels Schlüsselloch-Chirurgie und einer Kamera am Knie operiert, der Knorpel wurde geglättet und das Knie gespült. Den Patienten der zweiten Gruppe wurde diese Operation unterdessen nur vorgetäuscht. Sie bekamen an den gleichen Stellen im Knie lediglich oberflächliche Hautschnitte. Während der Prozedur wurden von einem Tonband noch Operationsgeräusche abgespielt, so dass für die Patienten kein Zweifel bestand, dass sie gerade tatsächlich unter lokaler Betäubung operiert wurden. Wieder zurück auf der Station wurden beide Patientengruppen völlig gleich behandelt, da auch das betreuende Personal nicht wusste, welcher Patient welche Behandlung erfahren hatte. Selbst die anschließenden Reha-Maßnahmen wurden von beiden Gruppenmitgliedern aktiv durchlaufen. Das frappierende Ergebnis dieser Studie: Bezüglich Schmerzstärke im Ruhezustand, Schmerzstärke bei Belastung und Beweglichkeit des Knies gab es einige Wochen nach dem Eingriff/Pseudoeingriff zwischen beiden Gruppen keinen (!!!) Unterschied. Faszinierend war zudem, dass beide Gruppen hochsignifikante Verbesserungen in allen drei Teilbereichen gegenüber dem Ausgangsbefund beschrieben. Das wiederum bedeutet, dass der alleinige Glaube daran, erfolgreich operiert worden zu sein, nachhaltig die

Schmerzen lindern und dadurch die Beweglichkeit im Kniegelenk merklich erhöht werden konnte.

In dem zweiten Fallbeispiel sprechen wir vom sogenannten Placebo-Effekt. Placebo bedeutet, wenn man es sinngemäß aus dem Lateinischen übersetzt, »Ich werde heilen«. Auf den Punkt gebracht: Dieser Effekt beschreibt die Aktivierung der körpereigenen Selbstheilungskräfte. Das erste Fallbeispiel hingegen demonstriert die Macht des gemeinen Zwillingsbruders, des Nocebo-Effekts. Nocebo steht für »Ich werde schaden«. Hier reagiert der Körper aufgrund der Erwartungshaltung negativ. In dem oben beschriebenen Fall ging der Nocebo-Effekt sogar so weit, dass der Patient (der junge Mann mit Liebeskummer) allein durch die Erwartungshaltung eine lebensgefährliche Kreislaufstörung bekam.

Grundsätzlich ist es wichtig zu wissen, dass sich Menschen, die gesundheitliche Probleme haben und deswegen einen Arzt aufsuchen, in einem Zustand starker emotionaler Anspannung befinden. In diesen Momenten ist man extrem empfänglich für Suggestionen, also der manipulativen Beeinflussung einer Vorstellung oder Empfindung. Die richtigen Worte können dann eine ausgesprochen heilsame Wirkung entfalten, die falschen Worte hingegen unendlich großen Schaden anrichten. Wenn man das Ganze dann noch mit einer für den Laien unverständlichen und angstmachenden Medizinersprache garniert, die in meinen Augen ausschließlich dazu dient, den betroffenen Patienten möglichst radikal auszugrenzen, können verheerende Dinge passieren.

So ist zum Beispiel die nachfolgende Geschichte überliefert. Eine 39-jährige Frau muss gelegentlich ins Krankenhaus, da eine ihrer Herzklappen von Geburt an eingeengt ist. Während einer Visite kommt der Chefarzt nebst Assistenzärzten zu ihr ins Zimmer und erzählt seinen Kollegen, dass es sich hier um einen klassischen Fall von TS handelt. Die verunsicherte Patientin geht jetzt davon aus, dass TS für »Terminale Situation«, auf Deutsch Lebensende, steht und dass sie demnach unmittelbar davorsteht, zu sterben. Kaum hat das Ärztegeschwader den Raum verlassen, sammelt sich in ihren Lungen Flüssigkeit und sie bekommt zunehmende Luftnot. Der eilig hinzugerufene Assistenzarzt der Abteilung versucht das Missverständnis aufzuklären und erklärt der Patientin, dass der Begriff TS für Trikuspidalklappenstenose stehe, also für die Einengung der Herzklappe. Leider kann der Assistenzarzt sie nicht wirklich davon überzeugen, was zur Folge hat, dass es der Patientin immer schlechter geht. So wird schließlich der Chefarzt der Abteilung, der mittlerweile das Haus verlassen hat, eilig zurückgerufen. Als dieser wieder in der Klinik eintrifft, um persönlich das Missverständnis aufzuklären, ist die Patientin bereits an Wasser in der Lunge verstorben.

Die Macht der Worte

Medizinische Abkürzungen haben ihre Tücken. So kann es passieren, dass sich sogar Profis unterschiedlicher Fachrichtungen ganz prächtig missverstehen. So kann die Information »Draußen in der Notfallambulanz sitzt ein Patient mit HWI« für den Urologen bedeuten, »Bei einem harmlosen Harnwegsinfekt kann ich mir ein bisschen Zeit lassen«, während der Kardiologe wahrscheinlich sofort zu dem Patienten rennen wird, um seinen »Hinterwandinfarkt« zu behandeln.

Sprache ist auch in der Medizin ein wichtiges und extrem mächtiges Instrument. Viel zu oft achten wir eben nicht darauf, was wir unbedacht von uns geben und wie der Patient diese Worte eventuell aufnehmen und interpretieren könnte. In einem Krankenhaus war aufgefallen, dass bei einem bestimmten Narkosearzt schwangere Frauen, die für eine Kaiserschnitt-Entbindung eine rückenmarksnahe Betäubung angeboten bekamen, um eine Schmerzausschaltung im Bauchbereich bei erhaltenem Bewusstsein während der Geburt zu erfahren, sich ausnahmslos lieber für eine Vollnarkose entschieden. Der Grund dafür war schnell gefunden. Der Kollege war nämlich kein deutscher Muttersprachler und so erklärte er das Verfahren den Damen immer wie folgt: »Sie bekommen nur eine winzig kleine Spritze in den Rücken und – zack – sind Sie vom Bauchnabel ab nach unten hin gelähmt.« Ganz ehrlich, da hätte ich auch dankend abgelehnt.

Winfried Häuser und Kollegen haben im deutschen Ärzteblatt einen schönen Artikel über Nocebo-Effekte in der Medizin verfasst und sich unter anderem mit unbeabsichtigten negativen Effekten von sprachlichen Äußerungen im medizinischen Alltag beschäftigt. Zur Erinnerung: Patienten sind in der Regel medizinische Laien, die sich in absoluten Extremsituationen befinden, wenn sie uns Ärzten »ausgeliefert« sind. Ich möchte Ihnen im Folgenden ein paar wunderbare sprachliche Unfälle liefern.

Versetzen Sie sich einmal in die Situation eines Patienten: Sie haben keine Ahnung von Medizin, hatten einen Verkehrsunfall, liegen in der Notaufnahme eines Krankenhauses und haben recht starke Schmerzen. Noch wissen Sie nicht, was das medizinische Personal weiß, nämlich, dass Sie keine gravierenden Verletzungen haben. Noch einmal: Sie haben Angst. Sie haben Schmerzen. Sie fühlen sich alleingelassen und warten auf irgendeine Rückmeldung. Dann bekommen

Sie zufällig mit, wie sich zwei Ärzte unterhalten. Was Sie leider nicht wissen, ist, dass sich die beiden nicht über Sie, sondern über ihren Lieblingsverein unterhalten, der sich tief im Abstiegskampf befindet. »Glaubst du, da ist noch was zu retten?« »Eher nicht. Das sieht so übel aus, ich befürchte das war's!« Und dann noch in Richtung des Patienten gewandt, der voller Panik laut aufstöhnt: »Kollege, hol mal schnell das Morphin aus dem Giftschrank, damit es für ihn erträglicher wird.« Mit »Giftschrank« ist übrigens der Betäubungsmittelsafe gemeint, in dem alle starken Schmerzmedikamente im Krankenhaus sicher gelagert werden müssen.

Ganz wunderbar finde ich ebenfalls die Formulierungen »Wir machen Sie jetzt fertig!« – gemeint ist hier die Vorbereitung zur Operation oder »Wir schläfern Sie jetzt ein, gleich ist alles vorbei!«, wenn lediglich die Narkose eingeleitet wird. Prima ist auch, wenn man den Patient auf ein mögliches Problem hinweist, das noch gar nicht existiert. Da darf man dann gerne mit an Sicherheit grenzender Wahrscheinlichkeit damit rechnen, dass er genau das auch prompt entwickelt. »Ist Ihnen wirklich nicht übel?«, kurz nachdem der Patient aus der Narkose aufwacht, ist einer meiner absoluten Favoriten. Wiederholen Sie diesen Satz dreimal, und Sie können die Uhr danach stellen, dass dem armen Kerl schon bald speiübel sein wird. Einer meiner Patientinnen wurde zum Abschluss ihrer Krebstherapie, bei der sie als geheilt wieder in die freie Wildbahn entlassen wurde, noch der folgende Satz mitgegeben (Anmerkung: nicht von mir!): »Achten Sie bitte zukünftig auf mögliche Warnsignale Ihres Körpers. Wenn Sie irgendwann einmal Rückenschmerzen bekommen, könnten das nämlich durchaus Knochenmetastasen sein.« Solche Ärzte würde ich gerne mit einem One-Way-Ticket auf den Mond schießen. Von dem Moment an haben gelegentliche und eigentlich harmlose Rückenschmerzen, die uns alle mal erwischen, bis zum Ende ihres Lebens plötzlich eine ganz andere Bedeutung. Besonders schön sind auch Aussagen wie »Sie sind ein Risikopatient« oder »Sie sollten von jetzt an nichts Schweres mehr heben, sonst könnte Ihr Rückenmark abgequetscht werden und Sie sind gelähmt.« Welch unbeschwerte Zukunftsaussichten.

Medizinischer Fachjargon ist für jeden Laien der absolute Albtraum. Stichwort: »Wir verkabeln Sie jetzt!« Was in einem Fernsehstudio vielleicht eine freudige Erwartung weckt, kann in einem Krankenhaus die pure Angst erzeugen, dabei möchten die Kollegen hier nur ein harmloses EKG anbringen. Oder vermeintlich plastische Erklärungen: »Wir schneiden Sie jetzt in ganz viele dünne Scheiben« – gemeint ist hier eine Schnittbildgebung mittels Computer- oder Kernspintomographie. Schön ist auch die Formulierung: »Wir haben in Ihrem ganzen Körper nach Metastasen gesucht. Alle Befunde waren negativ.« Das ist zwar grundsätzlich total prima, weil es bedeutet, dass keine Metastasen gefunden wurden. Für einen Patienten im Ausnahmezustand hört sich der Begriff »negativer Befund« aber leider nicht wirklich positiv an. Besonders toll ist es natürlich auch, wenn der Arzt seine eigene Unsicherheit mittels Wischiwaschi-Formulierungen wie »Vielleicht hilft Ihnen ja dieses Medikament« oder »Probieren wir doch einfach mal folgende Therapie« direkt auf den Patienten überträgt. Was man in der Kommunikation auch unbedingt wissen sollte: Verneinungen oder Abmilderungen von angstauslösenden Formulierungen werden vom Patienten in der Regel nicht wahrgenommen. »Sie brauchen keine Angst zu haben« – das Wort »keine« wird vom Patienten ausgeblendet. Was bleibt, ist ANGST, und zwar in riesengroßen Buchstaben. »Das blutet jetzt ein bisschen« – das Wort »bisschen« können Sie sich direkt schenken, weil vor dem geistigen Auge des Patienten sofort eine riesengroße Blutlache entstehen wird.

Die wunderbare Wirkung des Placebo-Effekts

Der Placebo-Effekt hat in der Bevölkerung zu Unrecht einen schlechten Ruf. Wenn man sich einmal genau vor Augen führt, was er bewirkt, nämlich dass durch die gezielte Aktivierung von Selbstheilungskräften ein unglaubliches therapeutisches Potential genutzt werden kann, dann ist das eine phantastische Sache, die unter anderem wunderbar dazu geeignet ist, innere Blockaden zu lösen. Ich bin ein absoluter Fan von Akupunktur, deswegen arbeite ich mit meinen Patienten intensiv damit - und die Ergebnisse sind durchaus beachtlich. Grundsätzlich vertrete ich die Meinung, dass es nur wenige Störungen gibt, bei denen es sich nicht lohnen würde, unterstützend mit Akupunktur tätig zu werden. So bin ich im Laufe der letzten Jahre immer wieder von Arbeitskollegen, Freunden oder Bekannten gefragt worden, ob man Akupunktur denn auch bei unerfülltem Kinderwunsch einsetzen könne. Und siehe da, mittlerweile gibt es etliche Paare, bei denen schon nach wenigen Akupunktursitzungen die frohe Botschaft, dass es jetzt, nach all den Jahren, endlich geklappt hätte, verkündet werden konnte. Und glauben Sie mir, diese Pärchen hatten vorher schon alles ausprobiert. Der tiefe eigene Glaube an diese Therapieform hat letztlich dazu geführt, dass die innere Blockade gelöst wurde und die Energien wieder durch den Körper fließen konnten. Seit den ersten Erfolgen auf diesem Gebiet kann auch ich diese Form der Unterstützung mit entsprechend großer Überzeugung,

Begeisterung und absolut guten Gewissens anbieten (natürlich waren das allesamt Paare, bei denen es keinen echten harten biologischen Grund für Unfruchtbarkeit gab; ich trage zwar die vier großen Buchstaben in meinem Nachnamen, aber Wunder kann auch ich nicht vollbringen).

Für die Pharmaindustrie hingegen ist der Placebo-Effekt ziemlich lästig. Vor allem bei Medikamentenzulassungsstudien. Wenn ein Pharmakonzern ein neues Medikament auf den Markt bringen will, muss er durch sogenannte Placebo-kontrollierte Doppelblindstudien nachweisen, dass der echte Wirkstoff gegenüber dem Placebo überlegen ist. Das heißt, der eine Teil der Patienten bekommt den neuen Wirkstoff, der andere Teil der Patienten bekommt eine wirkstofffreie Tablette (erinnern Sie sich an den jungen Mann, der Liebeskummer hatte und sich mit Placebos das Leben nehmen wollte? Von so einer Studie rede ich hier) und weder der Patient noch der Arzt wissen während der laufenden Studie, wer welches Präparat bekommt. Das Problem bei diesen Studien ist jetzt, dass in aller Regel auch die Patienten der Placebo-Gruppe deutliche Wirkungen, aber auch Nebenwirkungen vermelden. Und oft sind diese Wirkungen so stark, dass der Wirkunterschied zwischen dem echten und dem Scheinpräparat dann so gering ausfällt, dass man am Ende gar keine Grundlage mehr dafür hat, das neue Medikament auch tatsächlich zuzulassen.

Apropos Nebenwirkungen. Patienten lieben es, Nebenwirkungen zu bekommen, insbesondere dann, wenn sie im Vorfeld ausführlich darüber informiert werden. Wir wissen zum Beispiel, dass Betablocker bei Männern Impotenz verursachen können. Das tut dieses Medikament aber hauptsächlich bei den Männern, die über diese Nebenwirkung aufgeklärt werden! Die Erwartungshaltung von Nebenwirkungen geht sogar so weit, dass tatsächlich kleine »Wunder« geschehen. In einer Studie wurde den Teilnehmern erzählt, dass sie ein Chemotherapie-Medikament verabreicht bekommen. Gut einem Drittel der Teilnehmer fielen daraufhin die Haare aus. Allerdings hatten alle nur wirkstofffreie Kochsalzlösung infundiert bekommen.

Bei Nebenwirkungen ...

Das Thema Nebenwirkungen bei Medikamenten ist ohnehin so eine Sache. Als Arzt bin ich rechtlich dazu verpflichtet, meine Patienten über mögliche Risiken und Nebenwirkungen von Therapien, auch von medikamentösen Therapien, aufzuklären. Wenn Sie sich jetzt die Mühe machen, sich einen solchen Beipackzettel – egal von welchem Medikament – zu Gemüte zu führen, und dummerweise noch eine grundsätzlich ängstliche Primärpersönlichkeit sind, kann ich nur sagen: herzlichen Glückwunsch! Sie werden schon am Tag 1 der Einnahme beginnen, die dort aufgeführten Nebenwirkungen eine nach der anderen zu bekommen. Wesentlich sinnvoller wäre es, dem Patienten nicht zu sagen »Zehn Prozent aller Patienten verspüren Nebenwirkungen«, sondern die Formulierung umzudrehen: »Die allermeisten Patienten vertragen dieses Medikament exzellent.« Über unsere Risikoaufklärung und die wunderbar angstmachenden Beipackzettel stärken wir permanent den bösen kleinen Nocebo und wir wissen ja mittlerweile, was für Auswirkungen das haben kann.

Ich möchte Ihnen an dieser Stelle gerne von einem, wie ich finde, höchstspaßigen Beispiel erzählen. Sicher haben Sie schon von bestimmten Modeerkrankungen gehört, die seit einigen Jahren auf dem Vormarsch sind. Wenn man dazugehören will, dann sollte man sie unbedingt haben, die Milchzuckerunverträglichkeit – die sogenannte Laktoseintoleranz. Dazu sollte man wissen, dass Milchzucker üblicherweise durch ein körpereigenes Enzym, die Laktase, gespalten wird und damit für uns verwertbar wird. Ein angeborener Laktasemangel ist eine extrem seltene Störung und fällt bei Neugeborenen dadurch auf, das sie schon direkt während der ersten Milchmahlzeiten schlimmste Durchfälle entwickeln. Das Phänomen, über das wir also reden, ist nicht der angeborene komplette Mangel, sondern der sogenannte primäre Laktasemangel. Hier nimmt die Aktivität dieses Enzyms in den ersten zwei Lebensjahrzehnten mehr und mehr ab. Davon sind bis zu 95 Prozent der Afrikaner und Asiaten betroffen, allerdings nur rund zehn Prozent der Nordeuropäer. Wichtig ist nun zu wissen, dass die Enzymaktivität hier in aller Regel nicht auf null runtergeht, sondern eine Restaktivität von fünf bis zehn Prozent bestehen bleibt. Das wiederum bedeutet, dass Laktosemengen von sechs bis zwölf Gramm problemlos vertragen werden. In Placebo-kontrollierten Studien lässt sich das ganz prima nachweisen, indem man laktoseintoleranten Menschen ohne deren Wissen bestimmte Milchmengen zufügt, und siehe da, in diesen kleinen Dosen passiert in der Regel rein gar nichts.

Warum aber diese lange Vorrede? Hier kommt schon die Antwort: Laktose ist ein oft in Tabletten eingesetzter Trägerstoff. Diese unscheinbare Information hat sich mittlerweile natürlich auch bis zu den Patienten herumgesprochen, die ihre wertvolle Lebenszeit bei Kaffee und Kuchen damit verbringen, den Beipackzettel und damit auch die Medikamentenzusammensetzung akribisch zu studieren. Und schon haben wir den Salat: Circa zwanzig Prozent aller verschreibungspflichtigen Medikamente enthalten Laktose. Aber Achtung: Die allermeisten Tabletten enthalten unter hundert Milligramm Laktose pro Tablette, was wiederum bedeutet, dass man erst dann mit Symptomen wie Bauchschmerzen oder Durchfall rechnen muss, wenn man jeden Tag mindestens sechzig bis 120 solcher Tabletten einnimmt.

Als Arzt wissen Sie natürlich, dass diese Tabletten auch für laktoseintolerante Menschen gut verträglich sind, da die Dosis, die eingenommen werden müsste, um eine Nebenwirkung zu bekommen, niemals erreicht werden wird. Sie können sich den Mund fusselig reden, sobald das Wort Laktose fällt, geht bei vielen Patienten das Licht aus. Jeden Tag sitzen Menschen vor mir, die darauf bestehen, dass ich ihnen unbedingt ein laktosefreies Ersatzpräparat verschreiben müsse, weil sie bereits zehn Minuten nach der Einnahme einer von ihnen verschriebenen Tablette fürchterlichste Bauchkrämpfe bekommen haben. Als Arzt bekommt man recht schnell ein Gespür dafür, was für ein Typus Patient vor einem sitzt, und ich habe mir mittlerweile angewöhnt, vielen Patienten zu sagen: »Bitte, bitte, bitte, tun Sie sich selbst einen riesigen Gefallen: Wenn Sie Ihr Medikament aus der Apotheke abgeholt haben, nehmen Sie den Beipackzettel raus und schmeißen Sie ihn auf jeden Fall ungelesen in den Mülleimer.«

Ansonsten gilt natürlich der altbekannte Leitsatz: Bei riesigen Nebenwirkungen essen Sie die Packungsbeilage und erschlagen Sie Ihren Arzt oder Apotheker!

Wir wissen aus vielen Studien, dass besonders kleine Tabletten eine bessere Wirkung erzielen als Tabletten mittlerer Größe. Auch besonders große Tabletten wirken deutlich besser. Spritzen wiederum wirken besser als Tabletten. Wenn Sie einem Patienten glaubhaft versichern, dass er ein seltenes oder besonders teures Medikament bekommt, wird es besser wirken als ein billigeres. Nicht umsonst sagt man, der Glaube versetzt Berge. Bis zu siebzig Prozent der Symptombesserung kann dem Placebo-Effekt zugeschrieben werden. Im Bereich der Schmerztherapie führt die positive Erwartungshaltung sogar zu einer Aktivierung körpereigener Opioide. Was ich persönlich total spannend finde, ist, dass wir diese wegweisenden Erkenntnisse über die unglaubliche Macht der Erwartungseffekte noch gar nicht lange haben. Während des Zweiten Weltkrieges konnte der Arzt Henry Beecher eine Krankenschwester dabei beobachten, wie sie im Lazarett den verletzten Soldaten eine Kochsalzlösung spritzte, ohne es ihnen zu sagen, weil das Morphin ausgegangen war. Und siehe da, die Patienten verspürten eine dramatische Besserung. Dieser Moment war die eigentliche Geburtsstunde moderner medizinischer Forschung und der bis heute durchgeführten Doppelblindstudien.

In meinen Augen ist es mehr als sinnvoll, die von uns angebotenen Therapien – sei es medikamentös, seien es andere Behandlungsverfahren – auch entsprechend positiv zu besetzen. Wir wissen nämlich, dass Patienten mit einer positiven Grundhaltung bessere Therapieeffekte haben als Menschen, die Therapien eher kritisch gegenüberstehen. Ich rede dann gerne von Chancendenkern und Bedenkenträgern. Die Bedenkenträger erkennen Sie sofort an einer typischen Formulierung: »Ja, aber ...« Bei ihnen ist das Glas immer halbleer, bei den Chancendenkern halbvoll. Ich bin allerdings der Meinung, dass das sowieso nicht so wichtig ist, denn jedes Glas ist wieder auffüllbar.

Es gibt jedoch Situationen, die zu großen Problemen führen können, wenn wir die Placebo-Effekte nicht mehr nutzen können. Denken Sie an demenzkranke Patienten. Wenn die nicht mehr verstehen können, dass diese Tablette, die sie jetzt einnehmen sollen, ihre Schmerzen lindern wird, dann steigt damit automatisch auch der Schmerzmittelbedarf, weil die positive Erwartungshaltung wegfällt. Wenn Sie einem Patienten eine echte Kopfschmerztablette in die Hand drücken, ihm aber erzählen, es sei ein Placebo, dann ist der schmerzlindernde Effekt genauso groß, wie wenn Sie ihm ein Placebo überreichen, aber erzählen, es wäre eine Kopfschmerztablette. Sie haben richtig gehört. So mächtig ist dieser Effekt! Im Rahmen einer Studie, die mit gesunden Freiwilligen durchgeführt wurde, bekamen die Teilnehmer eine Hitzeplatte auf den Unterarm gelegt. Ihre Aufgabe bestand darin, den jeweiligen Schmerzwert anzugeben, von »ich merke nichts« bis zu »unerträglich«. Danach bekamen sie über eine Infusion ein starkes Schmerzmittel verabreicht und sollten erneut die Schmerzstärke angeben. Es wird Sie nicht überraschen, dass diese natürlich deutlich niedriger war. Dann wurde den Patienten gesagt, dass man jetzt die schmerzlindernde Infusion ausstellen würde. Was die Ärzte allerdings nicht taten. Und, taadaaa, die Patienten gaben trotz weiterlaufender Schmerzinfusion mit Morphin wieder exakt die Werte der Ausgangsschmerzstärke an. Im Klartext heißt das: Allein über den negativen Erwartungseffekt war die schmerzlindernde Wirkung des Morphins komplett verschwunden.

Es gibt noch weitere Studien, die eigentlich kaum zu glauben sind. Gesunde Menschen wurden über die Risiken von sogenannter WLAN-Strahlung aufgeklärt – total »gefährlich«, wie wir Mobiltelefonbenutzer ja alle wissen – und dann in einen Raum gebracht, wo sie angeblich dieser WLAN-Strahlung ausgesetzt wurden, was dann aber, um es auf die Spitze zu treiben, gar nicht der Fall war. Von 147 Studienteilnehmern beklagten 82 körperliche Symptome, wie Unruhe,

Beklemmungsgefühl oder Kribbeln. Zwei der Studienteilnehmer mussten die Studie wegen unerträglicher Symptome sogar abbrechen. In einer anderen Studie wurden Patienten mit chronischen Rückenschmerzen in zwei Gruppen unterteilt. Beide Gruppen sollten Kniebeugen machen. Der einen Gruppe wurde gesagt, der Test könne ihre Rückenschmerzen verstärken, der anderen Gruppe erzählte man, die Bewegung tue nicht weh. Und es kam, wie es kommen musste. Die Teilnehmer, die Probleme erwarteten, machten deutlich weniger Kniebeugen als die andere Gruppe und gaben dazu hinterher stärkere Schmerzen an.

Ganz frappierend ist die Wirkung von Betablockern. Wie ich schon erwähnt hatte, kann diese Substanz bei Männern sexuelle Funktionsstörungen auslösen. Betablocker sind aber unverzichtbare Medikamente für Menschen mit koronarer Herzerkrankung. Wenn die Patienten aber erst gar nicht über die Medikamentengruppe oder die möglichen Nebenwirkungen informiert werden, treten die sexuellen Funktionsstörungen nur bei drei Prozent der Patienten auf, wohingegen in der aufgeklärten Gruppe über dreißig Prozent sich mit dem angekündigten Problem herumschlagen mussten. Das ist eine Steigerung der Problematik um den Faktor 10 – ein gigantischer Wert!

Die Macht des gesprochenen oder geschriebenen Wortes ist also keinesfalls zu unterschätzen. Es kann, im Extremfall, den Unterschied zwischen Leben und Tod bedeuten oder einfach nur zwischen Schmerz und keinem Schmerz. In einer Studie wurden Patienten über die Gabe eines lokalen Betäubungsmittels in die Haut informiert. Die erste Gruppe wurde mit den Worten vorbereitet: »Wir werden jetzt eine Stelle lokal betäuben, damit der daraufhin folgende Eingriff für Sie angenehm ist.« Der zweiten Gruppe wurde gesagt:

»Sie werden jetzt einen Stich und ein Brennen am Rücken spüren, und zwar so, als hätte Sie eine Biene gestochen.« Und siehe da, der empfundene Schmerz war in der zweiten Gruppe wesentlich stärker als in der ersten.

Ich muss an dieser Stelle noch einmal ganz klar betonen: Es geht bei der Nutzung von Placebo-Effekten nicht darum, die Patienten zu täuschen und ihnen irgendetwas vorzuenthalten oder vorzugaukeln. Mir ist es wichtig, die Menschen dafür zu sensibilisieren, wie man mit gewissen Äußerungen oder einer Überbetonung von Nebenwirkungen bestimmte Erwartungshaltungen kreieren kann, die nicht nur die Patienten daran hindern, ihre Selbstheilungskräfte zu entwickeln, sondern durch die Erzeugung von Angst sogar eine negative Erwartungshaltung provozieren, die erhebliche Probleme machen kann.

Patienten werden von mir niemals getäuscht! Wenn ein Patient Beschwerden hat, bin ich sogar ein vehementer Gegner von Placebo-Gaben. Ich gehe immer wieder an die Decke, wenn mir Kollegen mitteilen, dass sie den vermeintlichen Simulanten überführt hätten, da er auf die wirkstofffreie Tablette eine deutliche Schmerzlinderung gezeigt habe. Patienten haben ein absolutes Recht darauf, von uns NICHT hintergangen zu werden und so ist in meiner Abteilung die Verabreichung von Placebos strikt untersagt. Umso mehr halte ich deswegen Sprache, ärztliche Präsenz und echte Patienten-Zugewandtheit für die wirksamsten Elemente ärztlichen Handelns.

Im Übrigen gilt mit Blick auf mögliche Nebenwirkungen auch heute noch uneingeschränkt ein Zitat von Mark Twain. Man kann die Erkenntnisse der Medizin auf eine knappe Formel bringen: Wasser, mäßig genossen, ist unschädlich.

Kapitel 10

Postoperative Schmerzen

Lassen Sie den folgenden Satz einfach mal sacken und nehmen Sie diese Tatsache – auch wenn Sie selbst andere Erfahrungen gemacht haben – bitte als gegeben hin: »Nach einer Operation muss heute niemand mehr starke Schmerzen aushalten.«

Dies ist ein Fakt, und keiner meiner Patienten wird Ihnen etwas anderes mitteilen. Starke Schmerzen nach einer Operation sind vermeidbar – immer! Vor diesem Hintergrund können Sie sich eventuell vorstellen, dass ich mich über den Anruf meiner Mutter, den ich vor ein paar Tagen erhielt, unendlich geärgert habe. Dazu gibt es eine kleine Vorgeschichte:

Vor vier Wochen hatte sich die Katze meiner Tante den Magen verdorben und das Erbrochene schön im Schlafzimmer verteilt. Nachdem meine Tante nun alles wieder aufgewischt hatte, passte sie einen Moment nicht auf, rutschte auf dem immer noch feuchten und rutschigen Boden aus und krachte schwungvoll in den Schlafzimmerschrank. So weit, so schlecht. Als sie sich wieder hochgerappelt hatte, dachte sie sich lediglich: »Mein lieber Schwan, tut mir der Rücken weh!« Sie ertrug es, ging ins Bett und wartete einfach ab, in der Hoffnung, der Schmerz würde von alleine wieder verschwinden. In den darauffolgenden Tagen wurde es aber nicht besser, also erfolgte die Vorstellung beim Hausarzt, der sie natürlich weiter zum Orthopäden verwies – die üblichen Maßnahmen wurden durchgeführt. Meine Tante sollte Diclofenac nehmen, und die ganze Angelegenheit würde sich schon wieder beruhigen. Tat sie aber nicht! Als die Schmerzen nach vierzehn Tagen immer noch keinen Deut besser wurden, ging sie nochmals zu ihrem Orthopäden, der (man soll es kaum glauben) bei der Erstvorstellung kein Foto vom Rücken geschossen hatte. Diesmal wurde ein Röntgenbild gemacht und siehe da, zwei Lendenwirbelkörper waren angebrochen.

Wie kann es durch einen so kleinen Ausrutscher zu einer so schweren Verletzung kommen? Die Antwort ist einfach: Meine Tante ist knapp achtzig Jahre alt und eine Frau und damit eine wunderbare Risikokandidatin für Osteoporose, also für eine Knochendichtigkeitsminderung, und in so einem Fall kann es eben passieren, dass ein Wirbelkörper auch bei einem eher geringgradigen Trauma bricht. Durch die Tatsache, dass der Bruch gut stand, also einigermaßen stabil war, versuchte man, das Ganze ohne Operation wieder hinzubiegen. Meine Tante bekam ein Korsett verpasst und dazu weitere Schmerzmittel, die sie fleißig einzunehmen hatte. Der gefühlte Erfolg war eher mäßig: »Sven, außer dass ich mich jetzt auch noch wie eine Schildkröte fühle, tut's mir mit Korsett genauso weh wie ohne.« Leider war auch nach einigen Wochen keinerlei Tendenz zur Bruchheilung zu sehen und damit war eine stabilisierende Operation nur die logische Konsequenz. Beide Wirbelkörper wurden mit Knochenzement aufgerichtet und mit sechs Schrauben nochmals gestützt.

Dann kam der besagte Anruf meiner Mutter, der mich zum einen erleichterte, aber auch ziemlich entrüstete. Sie sagte: »Die OP ist gut verlaufen. Deine Tante ist wieder fit, sie hat lediglich massive Schmerzen, aber die Ärzte haben zu uns gesagt, das sei nach einer solchen Operation völlig normal.«

Haben Sie noch das Statement im Kopf, mit dem ich dieses Kapitel eingeleitet habe? Es lautete: »Nach einer Operation muss heute niemand mehr starke Schmerzen aushalten.« Und erinnern Sie sich vielleicht auch noch an meine eigenen Schmerzerfahrungen im Zusammenhang mit wirklich wesentlich kleineren operativen Eingriffen wie meiner Weisheitszahnoperation, Mandelentfernung und Trommelfellschlitzung? All diese Schmerzen hätte man ganz wunderbar verhindern können. Hätte, hätte, Fahrradkette.

In Deutschland werden pro Jahr mehr als sechzehn Millionen operative Eingriffe durchgeführt. Natürlich werden einige Menschen auch mehrfach operiert, aber vereinfacht heißt das im Klartext: Jeder fünfte Deutsche kommt einmal pro Jahr unters Messer! Und damit ist die postoperative Schmerztherapie schon eine gewaltige Hausnummer, mit der es sich zu beschäftigen lohnt.

Wir wissen, dass Schmerzen ein sinnvolles Frühwarnsystem sind, die den Körper vor einer Schädigung bewahren möchte. Biologisch gesehen sind Schmerzen somit absolut sinnvoll. Operationsschmerzen sind jedoch künstlich hervorgerufen. Sie haben keinen warnenden Signalcharakter und damit auch keine sinnvolle Funktion und daher sollten sie auch nicht ertragen werden müssen. Mehr noch: Diese Schmerzen sind sogar schädlich! Ganz genau. Postoperative Schmerzen sind schädlich. Lassen Sie sich also niemals einreden – wie es bei meiner armen Tante der Fall war, dass Sie Schmerzen, die durch einen operativen Eingriff verursacht wurden, zu ertragen hätten. Die Wahrheit ist: Dieser Schmerz beeinträchtigt die Kreislauffunktion, die Lungenfunktion und die Magen-Darm-Funktion, und das bedeutet, dass ich deutlich länger brauche, um mich von einer Operation wieder zu erholen. Zudem wird das Immunsystem durch das Hochregeln von Kampf- und Fluchthormonen geschwächt. Postoperative Schmerzen sind also in keiner Weise sinnvoll und deswegen auch niemals zu ertragen!

Außerdem ganz wichtig: Wenn Sie schmerzgeplagt sind, kann es dem Physiotherapeuten nicht oder zumindest weniger gut gelingen, Sie zu mobilisieren oder atemtherapeutische Übungen mit Ihnen durchzuführen. Und was passiert, wenn Sie sich schmerzbedingt nicht mehr vernünftig bewegen können? Die Risiken für eine Lungenentzündung, für eine Thrombose und für eine eventuell darauf folgende Lungenembolie steigen an, und Sie verbringen am Ende schlicht und ergreifend mehr Tage im Krankenhaus, weil Sie nicht wieder vernünftig auf die Beine kommen.

Der Operations-Boom hält an

In den letzten Jahren ist in deutschen Krankenhäusern ein absoluter Boom zu verzeichnen. Noch nie gab es so viele Operationen wie heute. Trotz sinkender Bevölkerungszahlen ist die Anzahl aller Operationen in Deutschland zwischen den Jahren 2005 und 2013 um gut dreißig Prozent gestiegen – eine unglaubliche Entwicklung! Ohne an dieser Stelle ein zu großes Fass aufmachen zu wollen, möchte ich doch einmal leise, aber vernehmlich die Frage in den Raum werfen, ob hier nicht auch wirtschaftliche Anreize der Krankenhäuser und pharmazeutischen Gewerbetreibenden dazu beitragen, dass Indikationen für Operationen vielleicht eine klitzekleine Spur großzügiger gestellt werden, als es früher der Fall war.

Um erst gar keine schlechte Laune aufkommen zu lassen, wenden wir uns schnell dem nächsten Fallbeispiel zu und gehen einfach mal davon aus, dass die durchgeführte Wirbelsäulenoperation bei Georg Maurer absolut berechtigt war.

Herr Maurer wird nach dem Eingriff im Aufwachraum wieder wach. Die noch während der Narkose gegebenen Schmerzmedikamente fluten langsam ab, und es fängt an, ein bisschen weh zu tun. Im Aufwachraum ist man von höchst aufmerksamem Personal umgeben, das in aller Regel auch exzellent geschult ist, um mit den Schmerzen der Patienten, wenn sie wach werden, adäquat umzugehen. So wird auch Georg Maurer im Aufwachraum vernünftig mit Schmerzmitteln versorgt. Jetzt sollte man wissen, dass in Krankenhäusern die planmäßigen Operationen am frühen Vormittag beginnen und am frühen Nachmittag enden. Das bedeutet, dass der Aufwachraum sich bis zum späten Nachmittag gut gefüllt hat. Sobald die Patienten dann wieder halbwegs fit sind, werden sie weiter auf die Normalstation verlegt.

Kurz vor der Verlegung bekommt Herr Maurer über die Vene einen weiteren Schluck stark wirksames Schmerzmittel. Ein hier sehr häufig verwendetes Medikament ist ein Opioid-Schmerzmittel namens Piritramid, Handelsname Dipidolor. Dieses Medikament hat nämlich die wunderbare Eigenschaft, dass es den Patienten zum einen anständig müde macht und damit ein bisschen dämpft (direkt nach der Operation soll man ja auch noch keine Bäume ausreißen und – nicht ganz unwesentlich – nicht dauernd das gestresste Krankenhauspersonal nerven). Zum anderen verschafft es dem Patienten eine wirksame Schmerzlinderung über die nächsten sechs bis acht Stunden. Das alles führt dazu, dass Georg Maurer eigentlich bestens schmerzkontrolliert auf der Station ankommt. Doch der eigentliche Irrsinn geht jetzt erst richtig los!

Je nachdem wann genau Herr Maurer verlegt wurde, hört irgendwann zwischen dem späten Nachmittag und dem frühen Abend das Schmerzmittel auf zu wirken. Was macht er also? Er meldet sich nicht, denn postoperative Schmerzen sind ja etwas, worauf er sich im Vorfeld ein Stück weit eingestellt hat. Also wartet er noch ein bisschen. Nach einer guten Stunde, in der er mit seinen Schmerzen unangenehme Zwiegespräche hielt, sagt er sich dann doch, »Mein lieber Herr Gesangsverein, also das zwickt jetzt aber schon gewaltig, das möchte ich, ehrlich gesagt, so nicht länger aushalten«, und klingelt hastig nach der Schwester.

Da das Pflegepersonal chronisch unterbesetzt und die Schwester für dreißig Patienten leider alleine verantwortlich ist, dauert es ganze zwanzig Minuten, bis sie schließlich in sein Zimmer kommt, und ihre Aussage, »Da muss ich erst den Arzt anfunken, bei Ihnen steht nämlich kein Bedarfsschmerzmittel auf dem Plan«, macht Herrn Maurer auch nicht wirklich glücklich. Der Arzt wird angefunkt, kann aber aktuell nicht ans Telefon gehen, weil er sich mitten in einem Notfall befindet. Danach muss er sofort in den OP, und es dauert weitere zwei Stunden, bis endlich ein Schmerzmittel angesetzt wird. Da der Arzt noch relativ jung und unerfahren ist, bekommt Georg Maurer allerdings nur eine sehr geringe Dosis, sicher ist sicher. Für den Patienten heißt das, er muss sich rund vier Stunden (!!!) fürchterlich quälen. Eigentlich brauchte er jetzt locker die doppelte Dosis, die er hätte bekommen müssen, wenn man ihm das Schmerzmedikament rechtzeitig gegeben hätte. Und er wird zur Belohnung, dass er so gut durchgehalten hat, auch noch unterdosiert. Der pure Wahnsinn!

Vielleicht glauben Sie jetzt, ich würde übertreiben oder alles viel zu schwarz malen oder bin zu tief in den Honigtopf voller Pessimismus gefallen? Als Mediziner bin ich ein Freund von Fakten und des klaren Denkens. Doch schon beim Thema Nachdenken stoßen viele Menschen – auch medizinische Profis – an ihre Grenzen. Ich finde es immer wieder faszinierend, wie groß die Überraschung in unseren aufgeklärten Zeiten darüber ist, dass es einem eventuell hinterher weh tut, wenn man sich irgendwo geschnitten hat. Und so ist es tatsächlich in ganz vielen Krankenhausabteilungen völlig unüblich, sich vor der Operation schon zu überlegen, welche Medikamente der Patient eventuell nach der Operation bekommen soll, um eine vernünftige Schmerzkontrolle zu erreichen. Insbesondere bei bekanntermaßen schmerzhaften Eingriffen ist es mehr als sinnvoll, dem Patienten nicht nur bedarfsweise, wenn er sich meldet, ein Schmerzmittel zukommen zu lassen, sondern schon während der ersten Tage danach eine regelmäßige Dauermedikation zu verordnen, um die Dosis dann im Verlauf wieder langsam zu reduzieren.

Wir verfügen heute über eine Fülle von Möglichkeiten der Schmerzkontrolle und der Schmerzausschaltung. Das geht von stark wirksamen Medikamenten zum Schlucken oder über die Vene, bis zu lokalen, regionalen oder rückenmarksnahen Betäubungsverfahren. So kann man zum Beispiel bei einem Eingriff an den Beinen mit dem gleichen Verfahren, mit dem man Schwangeren durch die Geburt hilft (der PDA oder Peridural-Anästhesie), eine deutliche Schmerzlinderung bis Schmerzausschaltung bewirken, ohne dass man heftige Nebenwirkungen im gesamten Körper produziert.

Ein ebenfalls äußerst elegantes Verfahren ist die patientengesteuerte Schmerztherapie. Hier bekommt der Patient eine

Schmerzpumpe zur Verfügung gestellt, die er bei Beschwerden durch einen einzigen Knopfdruck selbst bedienen kann und schon wird das Schmerzmittel verabreicht. Diese Systeme sind außerordentlich sicher und werden vom verantwortlichen Arzt durch bestimmte Sperrzeiten so programmiert, dass der Patient sich auch versehentlich nicht überdosieren kann. Sollte der Patient aus Versehen mehrmals hintereinander drücken, wird nur auf den ersten Druck hin das Schmerzmittel abgegeben. Die anderen Versuche bleiben dann bis zu dem Erreichen der programmierten Sperrzeit, zum Beispiel nach dreißig Minuten, ohne Wirkstoffabgabe. Damit lässt sich eine extrem sichere und vor allem für den Patienten individualisierte Schmerztherapie ermöglichen. Der Patient muss nicht nach der Schwester klingeln, wenn er Schmerzen hat, und alleine das Wissen und das Gefühl, »Ich kann mir jederzeit selbst helfen«, wirkt sich schon extrem schmerzlindernd aus.

Aus groß angelegten Studien wissen wir, dass bis zu achtzig Prozent aller Patienten nach Operationen, je nach Eingriff, postoperativ mit Schmerzmedikamenten unterversorgt sind!

Bei sechzehn Millionen Operationen pro Jahr allein in Deutschland sind das sehr sehr viele Schmerzen, die man vermeiden könnte. Leider werden jedoch die Leitlinien zur Schmerztherapie viel zu oft ignoriert. In vielen Fällen werden Patienten vor einem Eingriff über die Möglichkeiten einer postoperativen Schmerztherapie nicht hinreichend aufgeklärt. Und auch wir Profis schätzen die Schmerzhaftigkeit verschiedener operativer Eingriffe völlig falsch ein. Es ist mittlerweile bekannt, dass eine Reihe von kleinen Operationen durchaus extrem weh tun kann. Das liegt unter anderem natürlich auch daran, dass die Schmerzmittelversorgung nach diesen scheinbar »kleinen, harmlosen und ungefährlichen« Operationen nicht so sehr im Fokus steht, aber aus eigener leidvoller Erfahrung kann ich Ihnen glaubhaft versichern: Eine kleine Mandeloperation ist schmerzmäßig wirklich ganz großes Kino.

In einer großen systematischen Untersuchung wurden in Deutschland über 50 000 Patienten aus über hundert Kliniken über insgesamt fast 180 verschiedene Eingriffe befragt. Überraschenderweise kam dabei heraus, dass eher komplexere Eingriffe an der Lunge, am Magen oder an der Prostata relativ wenig Schmerzen verursachen. Vermeintlich einfachere Eingriffe am Blinddarm oder eben eine Mandeloperation wurden von den Patienten dagegen als sehr schmerzhaft eingestuft. Und ein weiterer Punkt verdient Beachtung. Wir wissen nämlich mittlerweile, dass zwischen fünf und siebzig Prozent aller operierten Patienten, wiederum abhängig von der Operation beziehungsweise vom operierten Körpergebiet, mit chronischen postoperativen Schmerzen rechnen müssen. Und neben bekannten Faktoren wie stark ausgeprägter Ängstlichkeit und der Neigung zur Katastrophisierung, sind die zwei Hauptrisikofaktoren für die Entstehung chronischer postoperativer Schmerzen zum einen unzureichend eingestellte Schmerzen vor der Operation (wenn man zum Beispiel viel zu lange ohne vernünftige Schmerztherapie mit einem kaputten Kniegelenk herumgelaufen ist) und zum anderen starke, akute Schmerzen nach der Operation.

Die beste Vorbeugung gegen chronische Schmerzen ist demnach eine wirksame Schmerztherapie vor der Operation sowie eine wirksame Schmerztherapie nach der Operation. Wenn man sich in diesem Bereich ein bisschen mehr Mühe geben würde, könnten wir, so bin ich mir sicher, unendlich vielen Menschen sehr leidvolle chronische Schmerzen in den nächsten Jahren oder Jahrzehnten ersparen. Dafür kämpfe ich – auch gegen Windmühlen, wenn es sein muss.

> Nach aktueller Studienlage liegt die Häufigkeit für die Entwicklung von chronischen Schmerzen nach Operationen im Brustkorb zwischen 20 und 57 Prozent. Nach Bruchoperationen, zum Beispiel eines Leistenbruchs – und abhängig von der Operationstechnik sowie der Erfahrung des Operateurs – liegt das Risiko bei 9 bis 46 Prozent. Nach Knieoperationen ist die Entwicklung von chronischen Schmerzen nach Operationen mit 13 bis 23 Prozent eher gering. Nach Brustoperationen werden Werte von 17 bis 52 Prozent erreicht, nach Hüftoperationen liegt die Rate bei konstanten 28 Prozent. Der absolute Spitzenreiter ist die gute alte Wirbelsäulenoperation mit einem Risiko für die Entstehung chronischer postoperativer Schmerzen zwischen 30 und 70 Prozent. Was einen zusätzlich noch ein wenig nachdenklich stimmen darf, ist die Tatsache, dass nur etwa 10 Prozent aller Krankenhäuser auf deutschem Boden eine standardisierte Qualitätskontrolle für ihre postoperative Schmerztherapie haben.

Ein sehr interessantes Projekt, in Deutschland initiiert, trägt den erwartungsfrohen Namen »Schmerzfreies Krankenhaus«. Grundsätzlich finde ich diesen Begriff eher problematisch, weil er natürlich Erwartungen weckt, die definitiv unerfüllbar sind. Das Ziel ist nicht, einen Patienten nach einem großen operativen Eingriff auf Schmerz null zu bekommen, sondern ihn auf ein erträgliches Schmerzniveau zu bringen, zum Beispiel von acht auf drei (bei einer Schmerzskala von null bis zehn). Durch den bewusst provokant gewählten Titel hat das Projekt in medizinischen Kreisen natürlich viel Aufmerksamkeit erfahren. Im Rahmen dieser Studie wurden über 8000 Patienten befragt, 5000 Pflegekräfte sowie 2500 Ärzte mit folgendem Gesamtfazit: Qualifizierte Schmerztherapie im Krankenhaus ist möglich! So ist in den beteiligten Kliniken die Anzahl der Patienten, die sich vor allem nachts über starke Schmerzen beklagten, um über fünfzig Prozent zurückgegangen; dreizehn Prozent der Patienten klagten über weniger Schmerzen bei Belastung; über neunzig Prozent der Patienten meldeten sich bei Schmerzen rechtzeitig und verschleppten sie nicht mehr – bevor das Projekt gestartet wurde, waren es nur rund sechzig Prozent. Wenn sich die Patienten meldeten, erhielten über zwei Drittel dann auch zeitnah ein wirksames Medikament; vorher lag dieser Wert bei unter fünfzig Prozent. Das wiederum bedeutet als Fazit: In Deutschland ist eine gute postoperative Schmerztherapie möglich, wobei postoperative Schmerzen immer noch viel zu häufig vorkommen. Das Kernproblem liegt darin, dass sich zu wenige Kliniken überhaupt mit diesem Thema befassen. So wurde erst kürzlich eine Arbeit veröffentlicht, ebenfalls aus Deutschland, bei der über 3000 Patienten aus 25 Kliniken befragt wurden, und über die Hälfte der befragten Patienten gaben ihrer Klinik eine schlechte Note für ihre Schmerztherapie. Um es positiv und motivierend zu formulieren: »Leute, das können wir besser. Lasst es uns endlich flächendeckend angehen!«

Welche Auswirkungen chronische Schmerzen nach Operationen haben können, möchte ich abschließend noch an einem erschütternden Fallbeispiel verdeutlichen: Wir hatten eine 23-jährige Patientin stationär aufgenommen, die seit acht Jahren unter konstanten ungeklärten Bauchschmerzen litt. Vor einigen Jahren war bei ihr die erste Bauchspiegelung durchgeführt worden, um die Ursache herauszufinden. Ohne Erfolg. Unter anderem mit verursacht durch eine unzureichende Schmerztherapie nach dieser ersten Operation verstärkten sich ihre Beschwerden weiter, und so folgte Operation auf Operation auf Operation. Irgendwann kam es zu massiven Verklebungen und Verwachsungen im Bauch, die wiederum zu Darmverschlüssen führten, die dann natürlich auch wieder operativ gelöst werden mussten. Als diese Patientin dann letztlich zu uns kam, hatte sie im zarten Alter von 23 Jahren bereits 25 Bauchoperationen hinter sich und es ging ihr um Längen schlechter als ganz zu Beginn ihrer Odyssee, wo sie lediglich unter schlimmen Bauchschmerzen litt. Das wahrlich Erschütternde war dann auch noch, dass während des stationären Aufenthaltes im Rahmen einer hypnotherapeutischen Sitzung herauskam, dass die Patientin als junges Mädchen vergewaltigt worden war. Sie hatte es geschafft, dieses Erlebnis vollständig von sich abzuspalten, so dass niemand bis dato einen Zusammenhang zwischen ihren geäußerten Unterbauchschmerzen und diesem fürchterlichen Ereignis herstellen konnte. Deswegen nochmals der Hinweis: Schmerz ist ein bio-psycho-soziales Geschehen. Schmerzen entstehen immer im Kopf. Hätte man diesen essentiellen Fakt frühzeitiger berücksichtigt, wären die unzähligen Operationen und die damit verbundene weitere Traumatisierung bei dieser Patientin vermutlich vermeidbar gewesen.

Kapitel 11

Schmerzen durch medizinische Maßnahmen

Die Menschen wollen mehr Arzt und nicht mehr Medizin.

Ellis Huber

Der Arztberuf gehört zu den ganz wenigen Berufen, bei dem man Menschen Schmerzen zufügen darf und dafür auch noch Geld bekommt. In welchen anderen Berufsfeldern das ebenfalls noch möglich ist, lasse ich geflissentlich unter den Tisch fallen. Ich denke aber, dass gerade aus dieser Tatsache eine besondere Verantwortung erwächst, zumal unsere Patienten eher nicht mit dem Wunsch zu uns kommen, dass es doch bitte so weh wie möglich tun möge. Wir fügen Menschen auf vielfältige Weise Schmerzen zu. Täglich. Wieder und wieder. Das ist unser Geschäft. Das ist nicht immer vermeidbar, aber es sollte uns bewusst sein, und man sollte an der ein oder anderen Stelle doch wirklich überdenken, ob diese zwar notwendigen, aber unangenehmen medizinischen Maßnahmen denn nicht bestmöglich begleitet werden sollten.

Mittlerweile haben wir gelernt, dass der Mensch durchaus in der Lage ist, Schmerzen gut auszuhalten. Ganz besonders dann, wenn der Schmerz positiv besetzt ist. Denken Sie an die eingangs erwähnten Initiationsriten oder das Piercing Ihrer Tochter, die den Schmerz aufgrund der freudigen Erwartung so gut wie nicht bemerkte, oder wenn man sich eine Tätowierung stechen lässt. Ich sage dazu immer, das ist ein »ehrenvoller Schmerz«, denn man weiß ja wirklich, wofür man es macht und dafür nimmt man ihn – den Schmerz – auch entsprechend gerne in Kauf, genau wie den Muskelkater nach dem Fitness-Workout. Das kann man aber wahrlich nicht für alle unangenehmen medizinischen Interventionen behaupten, denn die lässt man in der Regel nicht freiwillig über sich ergehen, sondern wird durch ein Ereignis wie ein Sturz, eine Krankheit oder eine Routineuntersuchung dazu gezwungen.

Insbesondere frühere Erfahrungen mit unangenehmen medizinischen Prozeduren – Spritzen, Impfungen, Blutentnahmen und vieles mehr – führen bei einer ganz beträchtlichen Anzahl von Menschen dazu, dass sie im Erwachsenenalter auch bei gravierenden Erkrankungen spät und leider oftmals zu spät einen Arzt aufsuchen aus Angst davor, dass wieder etwas Unangenehmes mit ihnen gemacht werden könnte, was »so sehr weh tut«.

Ich glaube, man muss es sich wieder und wieder verdeutlichen: Alles, was wir mit unseren Patienten tun, sei es, dass wir sie tatsächlich mit einer Nadel traktieren, sei es, dass wir ihnen ein Medikament verordnen – ist eine Form von Körperverletzung! Diese Körperverletzung ist nur dadurch gerechtfertigt, dass die Maßnahme, die wir ergreifen, zum einen medizinisch begründet ist und zum anderen dadurch, dass der Patient einwilligt. Dennoch sollten die Patienten unbedingt wissen, dass die meisten unangenehmen medizinischen Prozeduren für sie erträglicher und damit angenehmer gestaltbar sind. Ich möchte Ihnen ein paar Beispiele nennen:

Ein ehemaliger Studienkollege, der bereits als Jugendlicher an Knochenkrebs erkrankt und dessen Bein amputiert worden war, wurde bei einer routinemäßigen Nachkontrolle fünf Jahre später mit der Horrorbotschaft konfrontiert, dass er einen Rückfall mit zahllosen Lungenmetastasen habe. Nach unzähligen Operationen, Chemotherapien und anderen therapeutischen Versuchen war nun klar: Das Ende der Fahnenstange war erreicht. Es gab lediglich noch einen experimentellen Behandlungsversuch mit einer speziellen Antikörperinfusion, bei der sich die Antikörper gegen die Krebszellen richten sollten. Blöderweise hatte das den Antikörpern niemand gesagt, und so attackierten sie nicht nur die Krebszellen, sondern praktisch jede Gelenkoberfläche in seinem Körper. Die Folgen waren, wie Sie sich vorstellen können, unerträgliche Schmerzen! Leider musste mein armer Studienkollege dann auch noch ziemlich lange darauf warten, bis die Ärzte, die ihm diese neue Therapie wohlmeinend angeboten hatten, die fürchterlichen Folgen mit diversen Schmerzmedikamenten halbwegs wieder abfangen konnten.

Ein oftmals vorgeschobenes Argument, warum extrem unangenehme oder schmerzhafte Prozeduren nicht im Rahmen eines kleinen Schläfchens beim Patienten durchgeführt werden können, ist eine nach meinem Empfinden irrationale Angst vor Sedierungszwischenfällen. Die Bezeichnung »Sedierung« kommt aus dem Lateinischen und steht für »beruhigen«. Wenn man in der Intensivmedizin also von Sedierung spricht, bezeichnet man damit die Dämpfung von Funktionen des zentralen Nervensystems durch ein Beruhigungs- bzw. Schmerzmittel. Was als »Totschlagargument« gerne vorgeschoben wird, ist die Tatsache, dass man nicht genug Personal hätte, um Patienten während solcher Prozeduren sicher zu sedieren und mit wirksamen Schmerzmedikamenten abzuschirmen. Gerade diese Angst vor Sedierungszwischenfällen führt unter anderem dazu, dass in den USA rund ein Drittel aller wirklich extrem schmerzhaften Knochenmarkspunktionen bei Kindern mit einer Krebserkrankung ohne Schmerzlinderung und Sedierung durchgeführt werden. Wer einmal bei einer solchen Prozedur persönlich dabei war, kann zumindest erahnen, wie grauenvoll das sein muss. In der Regel läuft das wie folgt ab: Man bohrt von hinten in den Beckenkamm, also in den Knochen eines Menschen, eine dicke Nadel hinein, setzt dann eine Spritze auf und zieht diese ruckartig an, um ein Vakuum zu erzeugen und so Knochenmark und Knochenmarksblut zu Untersuchungszwecken aus dem Knochen zu locken. Das Hineinbohren ist schon gruselig genug. Das wirklich Fürchterliche ist aber der plötzliche Unterdruckschmerz im gesamten Becken. Glauben Sie mir, das ist die pure Folter! In meiner Studentenzeit war ich oft genug dabei, als Erwachsene diese Prozedur über sich ergehen lassen mussten und habe gesehen, wie gestandene Männer wie am Spieß geschrien und bitterlich geweint haben. Zumindest in Deutschland käme niemand auf die abstruse Idee, wie es in den USA der Fall ist, so etwas bei einem Kind ohne starke Schlaf- und Schmerzmittel durchzuführen.

Moderne Foltermethoden

Die Liste an Maßnahmen, die für Patienten unangenehm bis schmerzhaft sind, ist geradezu unendlich: Blutentnahmen, Impfungen, diverse Spiegelungen, das heißt, Schläuche in alle möglichen Körperöffnungen gesteckt zu bekommen, und so weiter und so fort. Ich könnte jetzt problemlos mehrere Seiten damit vollschreiben, mit all den großen und kleineren Schweinereien des medizinischen Alltags, die wir jederzeit für unsere Patienten bereithalten, aber ich möchte Sie weder noch mehr verunsichern noch Ihnen den Appetit verderben.

Ich kann mich noch sehr gut daran erinnern, als ich meinen Vater zu einem Schluckecho begleitet habe. Das ist eine Untersuchung, die im Grunde genommen wie eine Magenspiegelung abläuft: Man bekommt einen Schlauch in die Speiseröhre gesteckt, und in dem Fall eines Schluckechos wird mittels einer Ultraschallsonde dann das Herz untersucht. Der Vorteil: Diese Prozedur ist wesentlich präziser und genauer, als wenn man das Ganze von außen durch den Brustkorb macht. Der Nachteil: Es ist echt unangenehm. Man bekommt nämlich einen dicken, relativ starren Prügel von Schlauch in den Hals geschoben, dabei wird der Würgereflex ausgelöst, es schabt mächtig an der Rachenhinterwand, man kann nicht schlucken ... es ist einfach tierisch unangenehm. Zudem bekommt man noch schlecht Luft, alles in allem wirklich kein Spaß. Gott sei Dank ist es meinem Vater, trotz mehrerer Versuche, nicht geglückt, mir während der Untersuchung die Mittelhandknochen zu brechen. Noch nie in meinem Leben hat mir jemand so fest die Hand gedrückt. Als das Ganze nach einer gefühlten Ewigkeit dann endlich vorbei war, waren die ersten Worte meines Vaters: »Eines ist sicher: Davon hol ich mir keine Punktekarte!« Ich konnte ihn auch damals schon nur zu gut verstehen, denn mir wurde bereits vom Zugucken ganz schlecht.

Ich kann Ihnen versichern: Wir Mediziner haben heute exzellente Möglichkeiten, um Menschen im Rahmen schmerzhafter Prozeduren lindernd zu begleiten. Wir können lokale Betäubungsmaßnahmen anwenden bis hin zu kleinen Kurznarkosen. Wenn wir es denn wirklich wollen, können wir das. Denken Sie immer daran: Heutzutage muss niemand mehr unnötig leiden! Natürlich bedeutet es zum Teil einen etwas erhöhten Aufwand für uns Ärzte, aber ich finde, man sollte sich immer die eine Frage stellen: Was würde ich mir für mich selbst oder für meine Liebsten wünschen? Und da muss ich ganz klar sagen: Ich möchte weder eine Knochenmarksuntersuchung bei lebendigem Leibe, noch eine Spiegelungsuntersuchung bei vollem Bewusstsein über mich ergehen lassen müssen. Never ever!

Während meiner Recherchen zu diesem Kapitel bin ich eher zufällig auf einen Artikel gestoßen. Die Überschrift »Schmerzhafte Prozeduren passen einfach nicht mehr in die heutige Zeit«, klang spannend und weckte meine Aufmerksamkeit. Mein erster Gedanke: »Volltreffer, dieser Artikel vertritt genau meine Position«. Ich fing an zu lesen und merkte recht schnell, dass sich der Bericht gar nicht mit Menschen beschäftigte, sondern mit Tieren, und wie die deutschen Lebensmittelgroßhändler plötzlich den Tierschutz für sich entdeckten. Fazit: Männliche Ferkel sollen in den ersten Tagen nach ihrer Geburt nicht mehr ohne Betäubung kastriert werden, und Legehennen soll das Kürzen der Schnäbel erspart werden. Alle größeren Supermarktketten und Discounter sind mittlerweile Mitglied der Initiative »Tierwohl«, die sich sogar mit Hilfe einer Umlage für bessere Haltungsbedingungen bei Bauern engagiert. Die Discounter und Lebensmittelhändler machen das natürlich nicht freiwillig, sie reagieren auf zunehmenden Druck aus Verbraucherkreisen und das, obwohl das deutsche Tierschutzgesetz ein Verbot zum Beispiel für die betäubungslose Kastrierung von Tieren erst ab 2019 vorsieht.

Ich erinnere Sie noch einmal an die durch die Bundesregierung im Jahr 2012 ausdrücklich legitimierte Beschneidung männlicher Neugeborener ohne Betäubung – auch durch Nicht-Fachleute (siehe Kapitel 5)! Wenn man das Ganze nun knackig und provokant auf den Punkt bringen möchte, dann lässt sich also durchaus sagen: In Deutschland wird spätestens ab 2019 bei Mastschweinen eine verantwortungsvollere und zeitgemäßere Schmerztherapie durchgeführt werden als bei uns Menschen.

Herzlichen Glückwunsch!

Kapitel 12

Krankheitsbedingte Schmerzen

Man sollte niemals zu einem Arzt gehen,
ohne zu wissen, was dessen Lieblingsdiagnose ist.
Henry Fielding

Ich möchte diesem Kapitel vorausschicken, dass ich - so gerne ich das auch würde - nicht auf alle Erkrankungen eingehen kann, sondern mich auf die am häufigsten vorkommenden beschränken muss. Und natürlich kann ich verstehen, wenn Sie jetzt enttäuscht sind und dieses Buch in die Ecke pfeffern, weil Sie vielleicht gehofft haben, endlich eine Antwort zu finden, was Ihnen gegen Ihre Fibromyalgie oder diesen quälenden Phantomschmerz nach der Beinoperation helfen könnte. Da es aber so unendlich viele Schmerzerkrankungen gibt, möchte ich mich auf den kommenden Seiten ausführlich - auch um so vielen Menschen wie möglich helfen zu können - den »Big Five« widmen:

1. **Kopfschmerzen**
2. **Rückenschmerzen**
3. **Bauchschmerzen**
4. **Gelenkschmerzen**
5. **Tumorschmerzen / Schmerzen am Lebensende**

Schmerzen sind ein weitverbreitetes Phänomen. Laut Bundesgesundheitsservice hatten weniger als zehn Prozent aller Deutschen im vergangenen Jahr keine Schmerzen. Das bedeutet auch, dass Menschen ohne Schmerzen die eigentlichen Exoten sind.

1. Kopfschmerzen

Spannungskopfschmerzen begleiten mich persönlich schon seit vielen Jahren, ein echter Klassiker. Ich bin mir sicher, dass Sie gerade mit dem Kopf nicken. Sie wissen, wovon ich rede: Morgens schön den Wecker verpennen, sich in aller Hektik zwei bis drei Tassen Kaffee reinschütten, damit man wenigstens halbwegs die Augen aufbekommt, dann hastig auf die Arbeit spurten, dort den gesamten Tag Stress ohne Ende, keine Zeit für ein vernünftiges Mittagessen, leider auch den Tag über das Trinken vergessen (auch im Sommer bei über 30 Grad), dazu noch jede Menge ärgerliche Anrufe, Meetings und Termine und stundenlanges Sitzen in unergonomischer Haltung vor dem Computer und schon kann man dem Schmerz wunderbar dabei zusehen, wie er sich aus der immer härter werdenden Schulter-Nacken-Muskulatur seinen Weg über den Nacken langsam nach vorne in die Stirn sucht. Dann sitzt man wie ein kleines Häufchen Elend mit dem Gefühl an seinem Schreibtisch, als hätte einem jemand den Kopf in einen Schraubstock geklemmt. Den restlichen Arbeitstag können Sie ab diesem Zeitpunkt ebenfalls vergessen. Ihre Produktivität sinkt drastisch, denn diese Kopfschmerzen sind so unangenehm aufdringlich, dass an ein konzentriertes Arbeiten nicht mehr zu denken ist. Sie hoffen nur noch, dass der Spuk im Kopf rasch ein Ende nimmt.

Mehr als siebzig Prozent aller Deutschen leiden gelegentlich unter Kopfschmerzen, 25 bis fünfzig Prozent sogar regelmäßig. Fast eine Million Menschen in Deutschland werden im Laufe dieses Tages von einer Migräneattacke heimgesucht, von denen fast zehn Prozent davon so beeinträchtigt werden, dass sie deswegen nicht mehr arbeiten können. Kopfschmerzen kommen so häufig vor, dass sie fast schon als normal angesehen werden. Daher werden sie vielfach gar nicht mehr als echte Erkrankung wahrgenommen, sondern man erträgt sie im stillen Kämmerlein und leidet eben heimlich vor sich hin. Im Volksmund sind Kopfschmerzen tatsächlich kaum noch der Rede wert. So trivial, wie es sich eventuell anhören mag, sind Kopfschmerzen aber nicht, denn die internationale Kopfschmerzgesellschaft zählt rund 250 verschiedene Kopfschmerzarten auf. Sie kennen vielleicht die Werbung für dieses eine Arzneimittel, die mit dem Claim wirbt: »Es gibt 37 verschiedene Kopfschmerzarten, die Sie selbst behandeln können.« Ich habe bis heute nicht herausfinden können, auch nicht durch intensivste Recherchen, welche 37 der über 250 Kopfschmerzarten damit gemeint sein könnten.

Es gibt nur wenige echte Kopfschmerzspezialisten in Deutschland und noch weniger spezialisierte Kliniken für besonders schwer betroffene Patienten. Wichtig ist, dass man bei Kopfschmerzen zwei große Gruppen unterscheiden muss: die primären und die sekundären. Bei den primären Kopfschmerzen sind die Kopfschmerzen tatsächlich auch die eigentliche Erkrankung. Diese muss man unbedingt von den sekundären Kopfschmerzen unterscheiden, bei denen die Kopfschmerzen nur als Symptom der eigentlichen Grunderkrankung, zum Beispiel des Hirntumors oder der durch Bakterien ausgelösten Hirnhautentzündung, auftreten. Die frohe Botschaft lautet, dass rund neunzig Prozent aller Kopfschmerzen primäre Kopfschmerzen sind, das heißt, da steckt zum Glück keine gravierende Grunderkrankung dahinter. Aber selbst bei den primären Kopfschmerzen kann man sich auf wenige Formen beschränken. So machen Spannungskopfschmerzen und Migräne rund neunzig Prozent aller Kopfschmerzen aus. Alle anderen Kopfschmerzarten kommen wesentlich seltener vor.

Die in Europa durch Kopfschmerzen entstehenden Kosten werden auf über 40 Milliarden Euro pro Jahr geschätzt, wovon rund drei bis vier Milliarden Euro auf Deutschland entfallen. Das ist im Vergleich zu Rückenschmerzen, zu denen wir später noch kommen werden, sicherlich eine überschaubare Größe. Nichtsdestotrotz ist die Beeinträchtigung der betroffenen Personen zum Teil sehr groß und der indirekte volkswirtschaftliche Schaden durch Kopfschmerzen (durch Fehltage, Fehler am Arbeitsplatz durch schmerzbedingte Konzentrationsstörungen usw.) ist sicherlich auch wesentlich höher zu beziffern.

Wieso können wir überhaupt Kopfschmerzen empfinden?

Vielleicht haben Sie schon einmal eine Dokumentation oder eine der vielen spektakulären Berichterstattungen über Gehirnoperationen gesehen, währenddessen der Patient wach und ansprechbar ist, zum Beispiel bei der Epilepsie-Chirurgie. Daher wissen wir, dass das Gehirn als Organ selbst schmerzfrei ist. Allerdings sind unsere Hirnhäute und die Blutgefäße, die unser Gehirn versorgen, hochgradig schmerzempfindlich.

Um herauszufinden, unter welchem Typ Kopfschmerz Sie leiden, werden in der Abklärung folgende Fragen gestellt:

- Wie fühlt sich der Schmerz an? Ist er eher dumpf und drückend, als würde sich ein Band um den Kopf legen? Oder ist der Schmerz pulsierend oder doch eher stechend?
- Wo tut es überhaupt weh? Einseitig, beidseitig, schmerzt der gesamte Kopf? Treten die Schmerzen immer an derselben Kopfhälfte auf? Wechselt der Schmerz die Seiten? Ist eher der Hinterkopf betroffen oder sind es die Schläfen?
- Wie lange dauern die Schmerzen? Wenige Sekunden bis Minuten? Stunden oder gar Tage?
- Was beeinflusst die Schmerzen? Gibt es bestimmte Auslöser, zum Beispiel Stress, Schlafmangel, Streit mit dem Partner?
- Was verstärkt die Schmerzen, beziehungsweise was lindert sie?
- Gibt es weitere Begleiterscheinungen, die eventuell gleichzeitig oder kurz davor oder kurz danach mit den Beschwerden auftreten? Zum Beispiel Übelkeit und Erbrechen, Sehstörungen, neurologische Ausfälle wie Sprachstörungen oder Lähmungen?
- Gibt es eine Licht- oder Geräuschempfindlichkeit?

Grundsätzlich gilt: Wenn Kopfschmerzen zum ersten Mal auftreten, sich ein bereits gut bekannter Kopfschmerz verändert oder die Zahl der Kopfschmerzattacken deutlich ansteigt, sollte man das Ganze unbedingt ärztlich abklären lassen. Hier kann der schnelle Griff zu frei verkäuflichen Arzneimitteln eventuell gravierende sekundäre Kopfschmerzen, also die eigentliche Erkrankung, leicht verschleiern.

Am häufigsten treten sekundäre Kopfschmerzen im Rahmen von Infekten auf. Jeder, der schon mal einen grippalen Infekt hatte, weiß, dass dazu neben Glieder- auch Kopfschmerzen gehören. Warum? Bei grippalen Infekten, die durch verschiedene Viren ausgelöst werden können, wissen wir, dass diese auch sehr gerne im zentralen Nervensystem vorbeischauen und damit zu einer lästigen, aber meist ungefährlichen entzündlichen Begleitreaktion der Hirnhäute führen, und damit zu Kopfschmerzen.

Andere Ursachen für sekundäre Kopfschmerzen sind Kopfverletzungen, Nebenwirkungen von Medikamenten oder auch unvernünftiger Alkoholkonsum sowie bei Entzug von Alkohol und / oder Medikamenten. Gefäßerkrankungen im Bereich des Kopfes oder Halses können ebenfalls Kopfschmerzen auslösen, Schäden im Bereich der Halswirbelsäule, Tumoren aber auch jede Menge anderer Erkrankungen von Zähnen, Ohren, Nase, Nasennebenhöhlen oder Störungen im Bereich bestimmter Gesichtsnerven. Diese Liste ließe sich noch um Längen weiterführen, aber das würde an dieser Stelle nur unnötige Ängste schüren. Mit zu den häufigsten Ursachen sekundärer Kopfschmerzen gehört eine Fehlsichtigkeit, die das Auge mit viel Anstrengung auszugleichen versucht und die wiederum zu Kopfschmerzen führen kann. Wie leicht sind diese Schmerzen mit einem Gang zum Optiker oder Augenarzt zu beheben.

Bei folgenden Warnsymptomen sollte man allerdings eine umgehende ärztliche Abklärung veranlassen:

- Erstmaliges Auftreten von starkem und anhaltendem Kopfschmerz
- Erstmaliges Auftreten von Kopfschmerzen jenseits des fünfzigsten Lebensjahres

- Neu auftretende Kopfschmerzen bei bekannter Krebserkrankung
- Kopfschmerzen in Zusammenhang mit Fieber, Hautausschlag und Nackensteifheit
- Veränderung bestehender Kopfschmerzen mit Zunahme von Intensität und Häufigkeit
- Kopfschmerzen mit einem auffälligen neurologischen Untersuchungsbefund, der nicht durch eine Migräneaura zu erklären ist
- Hinweise auf Hirndruck, wie zum Beispiel anhaltende morgendliche Übelkeit, lageabhängiger Kopfschmerz oder einer Verschlechterung beim Pressen
- Zusätzliches Auftreten von epileptischen Anfällen
- eine Wesensveränderung des Betroffenen

Ich merke gerade, dass ich Ihnen mit meinen letzten Sätzen eventuell doch ein bisschen Angst gemacht habe, deswegen möchte ich das Ganze ein Stück weit relativieren. Bitte erinnern Sie sich: Die allermeisten Kopfschmerzen sind primäre Kopfschmerzen! Wenn keine typischen Warnsymptome vorliegen und sich auch aus der Anamnese, das heißt, der professionellen Erfragung von medizinischen Informationen des Patienten durch einen Arzt, keine begründeten Zweifel am Vorliegen einer primären Kopfschmerzerkrankung ergeben, dann ist eine über die körperliche und neurologische Untersuchung hinausgehende Diagnostik, wie zum Beispiel Blut- oder Nervenwasseruntersuchungen, Hirnstrommessungen oder eine Bildgebung vom Kopf auch nicht erforderlich.

Im Folgenden möchte ich Ihnen die wichtigsten primären Kopfschmerzarten etwas näherbringen: den Spannungskopfschmerz, die Migräne, den Cluster-Kopfschmerz und den Kopfschmerz durch Medikamentenübergebrauch.

Spannungskopfschmerz

Medizinisch korrekt müsste es eigentlich Kopfschmerzen vom Spannungstyp heißen, zur besseren Lesbarkeit bleiben wir aber beim gebräuchlichen Ausdruck Spannungskopfschmerz. Die Auftrittshäufigkeit liegt in der deutschen Bevölkerung bei 20 bis 78 Prozent (je nachdem, ob auch gelegentliche Kopfschmerztage pro Jahr mit erfasst werden). Rund ein Drittel aller Deutschen hat mindestens einmal im Monat Spannungskopfschmerzen und circa drei Prozent haben chronische Spannungskopfschmerzen. Das heißt, sie haben mehr Kopfschmerztage als kopfschmerzfreie Tage. Bewegen sich die Kopfschmerztage in einem Bereich von unter 15 Tagen im Monat, spricht man von episodischen Spannungskopfschmerzen. Spannungskopfschmerzen sind meist beidseitig, und es liegen oft Verspannungen einer sensibilisierten Muskulatur im Schulter- und Nackenbereich vor. Typischerweise dauern Spannungskopfschmerzen zwischen einer halben Stunde und einer Woche. Übelkeit und Erbrechen treten normalerweise nicht auf. Die Patienten sind in der Regel nicht licht- oder lärmempfindlich, wenn aber doch, dann nur eines von beiden. Patienten beschreiben Spannungskopfschmerzen oft als drückende oder beengende Schmerzen, die nicht pulsieren. Entweder haben sie das Gefühl, einen zu engen Fahrradhelm auf dem Kopf zu haben oder ein kleines Männchen würde bei ihnen im Kopf sitzen und von innen gegen die Knochen drücken.

Die Betroffenen geben in der Regel eher leichte bis mittlere Schmerzstärken an und fühlen sich durch die Beschwerden nur wenig eingeschränkt, das heißt, sie können Alltagstätigkeiten weiter verrichten und meistens auch normal arbeiten. Ein anderes wichtiges Kriterium ist, dass körperliche Aktivität, wie zum Beispiel das Treppensteigen, die Schmerzen nicht verstärken. Wenn wir die Patienten bei der Untersuchung abtasten, finden wir interessanterweise im Bereich der Schulter- und Nackenmuskulatur häufig massive Verhärtungen vor, die wiederum in den hinteren Bereich des Kopfes hineinstrahlen. Hier lohnt es sich nun, sich etwas intensiver mit dem Wort »Spannung« zu beschäftigen. Denn Verspannung kommt in aller Regel von Anspannung und damit von Stress. Die meisten Menschen, die man zu ihren Spannungskopfschmerzen befragt, können eindeutige Zusammenhänge zwischen Stress und einer erhöhten Auftretenswahrscheinlichkeit von Spannungskopfschmerzen herstellen. Auffällig oft haben die Betroffenen zum Beispiel im Urlaub oder am Wochenende weniger oder gar keine Probleme (es sei denn, der »Stressmacher« ist der Partner, dann kann es natürlich auch umgekehrt sein).

Vorsicht vor Schmerzmedikamenten!

Gerade bei dieser am häufigsten vorkommenden Kopfschmerzform muss man klipp und klar sagen, dass Schmerzmedikamente hier quasi keinen Stellenwert haben. Natürlich ist es im Zweifel bequemer, sich eine Tablette einzuschmeißen und einfach weiterzumachen wie immer, aber mit Blick auf die Nebenwirkungen ist das der falsche und gefährlichere Weg. Was wirklich hilft, kurz- und langfristig, ist die Fähigkeit, seinem Körper und Geist ausreichend Ruhe zu verschaffen. Wenn Sie unter Spannungskopfschmerzen leiden, lernen Sie zu entspannen! Das Zauberwort heißt Entspannungstherapie, zum Beispiel eine progressive Muskelentspannung nach Jacobson. Man kann versuchen, sich mit einem kalten Waschlappen Linderung zu verschaffen. Man kann sich zur Kühlung auch Pfefferminzöl auf die Schläfen reiben (Vorsicht, bitte nicht in die Augen!). Es gibt mittlerweile sogar kleine Pfefferminz-Roll-ons, die wie kleine Deoroller aussehen und in jede Hosentasche passen. Man kann auch mit Transkutaner Elektrischer Nerven-Stimulation (TENS) arbeiten. Erkundigen Sie sich, testen Sie aus und bleiben Sie bei der Variante, mit der Sie sich wohl fühlen. Ansonsten gilt natürlich auch hier, auf eine ausreichende Schlafhygiene zu achten, genug zu trinken und sich regelmäßig zu bewegen. Ich kläre meine Patienten klar und deutlich darüber auf, dass Schmerzmedikamente hier der absolut falsche Weg sind. Ich begrenze die Einnahmetage im Monat auch auf maximal fünf. Zum einen, um das Risiko für medikamentenbedingte Langzeitorganschäden so gering wie möglich zu halten und zum anderen, um Dauerkopfschmerzen durch Medikamentenübergebrauch zu vermeiden (siehe weiter unten).

Migräne

Es gibt diesen wunderschönen Cartoon: Ein junger Mann sitzt vor einem Computerbildschirm, hinter ihm fliegt eine kleine Fee, vielleicht zehn Zentimeter groß, die gerade mit einem mindestens dreimal so großen Vorschlaghammer zum Schlag ausholt. Die Bildunterschrift lautet: »Gleich bekommt Walter Besuch von der Migräne-Fee«.

Laut der Weltgesundheitsorganisation gehört die Migräne zu den zwanzig Erkrankungen mit der größten Beeinträchtigung für die Betroffenen. Gemäß aktueller Daten haben rund vierzehn Prozent aller Deutschen mindestens einmal im Jahr einen Migräneanfall, wobei Frauen mehr als doppelt so häufig davon betroffen sind wie Männer. Anhand des Cartoons und der Einschätzung der Weltgesundheitsorganisation merken Sie schon, dass die Migräne wirklich eine fiese Sache ist. In der Literatur finden sich demnach ziemlich drastische Formulierungen wie »Hölle im Hirn« und bei fast zehn Millionen Betroffenen in Deutschland lohnt sich durchaus ein etwas genauerer Blick auf diese Erkrankung.

Was passiert bei Migräne eigentlich im Kopf?

Bei einem Migräneanfall kommt es zu einer Erweiterung der Gefäße mit einer erhöhten Durchlässigkeit der Gefäßwände, wodurch Stoffe ins Gewebe gelangen, die zu einer Entzündungsreaktion führen. Diese wiederum aktivieren die schmerzweiterleitenden Äste eines bestimmten Hirnnervs, des sogenannten Nervus Trigeminus. Bis vor nicht allzu langer Zeit dachte man, dass die Gefäßerweiterung die eigentliche Ursache der Beschwerden wäre, da unsere Gefäße – wie bereits erwähnt – ja auch Schmerzrezeptoren haben, die auf Dehnungsreize mit Schmerzen reagieren können. Heute weiß man aber, dass es die Entzündungsreaktion ist, die diese fiesen Beschwerden verursacht. Wir wissen auch, dass es bei der Migräne eine erbliche Komponente gibt, die so deutlich zu Buche schlägt, dass man, wenn beide Eltern Migräniker sind, bei den Kindern mit einem rund achtzigprozentigen Risiko mit einem späteren Auftreten von Migräne rechnen muss. Es gibt Faktoren, die Migräneanfälle begünstigen können: Stress, Schlafmangel, bestimmte Nahrungsmittel und vieles mehr. Aber auch hormonelle Schwankungen im Rahmen des weiblichen Zyklus und Wetterumschwünge sind bekannte Auslöser.

Wie sieht eine typische Migräne aus?

Nach den Kriterien der Internationalen Kopfschmerzgesellschaft handelt es sich hierbei in der Regel um einseitige Kopfschmerzen (zur Erinnerung: bei Kindern kann das anders sein), und die Schmerzen werden als pulsierend beschrieben. Sie sind von mindestens mittlerer bis eher starker Intensität mit zum Teil erheblichen Einschränkungen der Alltagstauglichkeit. Die Schmerzen verschlimmern sich durch körperliche Aktivität, vielfach kommt Übelkeit und/oder Erbrechen hinzu. Meist empfindet der Betroffene auch eine gesteigerte Licht- und Geräuschempfindlichkeit. Typischerweise zieht sich der Migräniker im Rahmen seiner Attacke in einen ruhigen und dunklen Raum zurück und will seine Ruhe. Oftmals schlägt eine solche Attacke binnen weniger Minuten zu, ein Teil der Patienten sieht direkt vor einer Schmerzattacke auch seltsame Lichtblitze oder farbige Flecken – sie haben eine sogenannte Aura. Bei dieser Aura kommt es nicht zuerst zu der beschriebenen Gefäßerweiterung, sondern zu einem Zusammenziehen der Gefäße und somit zu einer kurzfristigen Durchblutungsstörung bestimmter Gehirnareale, die diese Beschwerden verursachen, gefolgt von Gefäßerweiterung mit Entzündungsreaktion.

Der wesentliche Unterschied zu Spannungskopfschmerzen ist, dass man bei einer Migräneattacke auf jeden Fall frühzeitig und dann auch möglichst hochdosiert eine medikamentöse Attacken-Therapie durchführen sollte. Wenn jemand nicht hinreichend auf klassische Kopfschmerzmedikamente wie Ibuprofen oder Metamizol anspricht (oft ist das Problem auch die starke Übelkeit, denn dann gelangen die Medikamente schlicht und ergreifend nicht aus dem Magen-Darmtrakt in die Blutbahn), kann man versuchen, die Attacke mit ganz bestimmten, bei Migräne spezifisch wirksamen Medikamenten, den sogenannten Triptanen, zu unterbrechen. Der Vorteil ist hier, insbesondere für Menschen, die unter massiver Übelkeit leiden, dass es einige dieser Substanzen auch als Nasenspray gibt. Der Wirkstoff wird dann über die Nasenschleimhaut resorbiert und landet sicher im Körper.

Der Grundsatz – auch bei der Migräneattacke – lautet, wie bei jedem anderen Schmerz auch: Attacken-Therapie frühzeitig und hochdosiert, sonst rennt man dem Ganzen nur noch hinterher.

Es gibt durchaus einige Patienten, die kein befriedigendes Ansprechen auf eine Akutbehandlung zeigen und sehr viele Anfälle haben. Hier kann man sich Gedanken über eine sogenannte Prophylaxe machen. Es gibt verschiedenste Substanzen von Magnesium über Betablocker und bestimmte Antiepilepsie-Medikamente, die helfen können, die Attackenfrequenz und Stärke zu reduzieren. Auch Botox kommt hier mittlerweile zum Einsatz. Zu beachten sind hier jedoch die durchaus nicht unerheblichen Nebenwirkungen der verwendeten Medikamente. Ansonsten gelten die gleichen Grundregeln wie bei Spannungskopfschmerzen: Stressreduktion, Sport, Entspannungsverfahren erlernen. Auch gibt es hier noch weitere nicht-medikamentöse Behandlungsverfahren, die eine Weiterentwicklung der TENS-Therapie darstellen, oder computergestützte Übungsverfahren wie Biofeedback, die absolut hilfreich sein können.

Cluster-Kopfschmerz

Diese Form von Kopfschmerzen betrifft, je nach Quelle, zwar nur maximal 0,2 Prozent aller Deutschen, sie gehört damit aber immer noch zu den häufigen Kopfschmerzformen. Cluster-Kopfschmerzen gehen mit einer sehr starken Beeinträchtigung für die Betroffenen einher. Männer sind eher betroffen als Frauen. Die Schmerzanfälle kommen oftmals in Serien, das heißt, es gibt Tage, an denen mehrere Attacken auftreten und zwischen dreißig Minuten und zwei Stunden andauern. Und dann gibt es wieder Phasen, in denen die Betroffenen für viele Wochen oder gar Monate Ruhe haben können. Der Cluster-Kopfschmerz wird als unerträglich beschrieben, als würde man einen Gegenstand direkt ins Auge bohren. Oftmals tränt auch das Auge der betroffenen Seite, und die Nase ist verstopft. Hinzu kommen typische Migräne-Begleiterscheinungen wie Übelkeit, Erbrechen, Licht- und Geräuschempfindlichkeit. Hatte man früher noch gedacht, dass Entzündungen an Blutgefäßen im Gehirn die Hauptursache der Beschwerden erklären würde, weiß man heute, dass bestimmte Strukturen im Gehirn, die unter anderem für die Steuerung unseres Tag-Nacht-Rhythmus mitverantwortlich sind, während einer Cluster-Attacke auffällig aktiv sind. Allerdings kann man dieses neue Wissen noch nicht wirklich gewinnbringend in eine Leidenslinderung für die Betroffenen übersetzen. Cluster-Kopfschmerzen werden sehr selten richtig diagnostiziert, oftmals rennen die Patienten jahrelang von Arzt zu Arzt und erhalten unterschiedlichste Diagnosen und Therapieangebote.

Sehr oft werden die Cluster-Attacken wegen der durchaus ähnlichen Symptomatik mit Migräne-Attacken verwechselt. Dabei gibt es ein wesentliches Unterscheidungsmerkmal: Der Migräne-Patient sucht Ruhe und Dunkelheit und legt sich freiwillig hin, während der Cluster-Patient unruhig und getrieben hin und her wuselt.

Wie bei der Migräne können auch bei Cluster-Kopfschmerzen sogenannte Triptane helfen, um eine Attacke zu durchbrechen. Oft hilft das Einatmen von reinem Sauerstoff. Hier kann man betroffenen Patienten Sauerstoff für zu Hause verschreiben, aber auch kleine tragbare Flaschen verordnen, die man zur Not auch am Arbeitsplatz griffbereit hat. Ebenso wie bei der Migräne gibt es verschiedenste medikamentöse Prophylaxe-Strategien, wenn die Attacken-Therapie nicht greift oder die Frequenz der Anfälle sich außerhalb des erträglichen Rahmens bewegt.

Kopfschmerzen durch Medikamentenübergebrauch

Dieser Abschnitt handelt von Kopfschmerzen, die man durch den Konsum von Medikamenten gegen Kopfschmerzen bekommt. Ich weiß, es klingt verwirrend. Und ich bin mir sicher, dass es viele Menschen gibt, die das gerade zum ersten Mal lesen. Kopfschmerzen durch die Einnahme von Kopfschmerztabletten? Die Schätzungen gehen zwar ein wenig auseinander, man darf aber damit rechnen, dass zwischen 500 000 und einer Million Menschen in Deutschland unter Kopfschmerzen durch Schmerzmittelübergebrauch leiden. Was für eine gewaltige Zahl! Für die meisten Experten liegt die kritische Grenze bei der längerfristigen Einnahme von Nicht-Opioid-Schmerzmitteln bei mehr als zehn Tagen im Monat.

An dieser Stelle muss ich noch einmal klipp und klar darauf hinweisen, dass damit ausschließlich Nicht-Opioid-Schmerzmittel gemeint sind! Wenn Sie also dauerhaft Opioide (zur Erinnerung: Morphin und seine Verwandten) einnehmen, brauchen Sie jetzt keine Angst zu haben, davon medikamentenbedingte Kopfschmerzen zu bekommen. Es ist mir wichtig, diesen Unterschied sehr deutlich zu betonen.

Die kritische Grenze liegt bei den meisten Ärzten also bei zehn Tagen im Monat. Ich bin diesbezüglich deutlich strenger und ziehe die Grenze noch früher. Meine Patienten bekommen maximal fünf Einnahmetage im Monat zugestanden, da der Medikamentenübergebrauch insbesondere bei Kopfschmerzen vom Spannungstyp oder bei Kombinations-Kopfschmerzen (Spannungskopfschmerz und Migräne) ein echtes Problem darstellt, und wie ich bereits ausgeführt habe, ist der Spannungskopfschmerz ohnehin nicht die Domäne einer medikamentösen Therapie. Da uns mittlerweile allen bewusst sein sollte, dass wir uns mit diesen Substanzen die Organe zerschießen, bleibe ich bei fünf Einnahmetagen im Monat und schone damit nicht nur Nieren und Magen meiner Patienten, sondern verhindere damit auch zuverlässig einen medikamentenbedingten Kopfschmerz.

Ich habe mittlerweile viele Patienten mit medikamentenbedingten Kopfschmerzen gesehen und die einzige vernünftige Konsequenz in so einer Situation ist, diese Medikamente dann zumindest für eine gewisse Zeit komplett wegzulassen. Insbesondere für Menschen mit Triptan-Übergebrauch ist das bisweilen eine extrem harte Durststrecke.

Was kann man als Patient selbst für sich tun?

Der wichtigste Bestandteil einer jeden Therapie bei allen primären Kopfschmerzarten sind die nicht-medikamentösen Behandlungsoptionen. Damit kann man zum Teil verhindern, dass Spannungskopfschmerzen entstehen, aber auch die Häufigkeit und Schwere von Migräneattacken können auf diese Art deutlich reduziert werden. Nachweislich wirkungsvoll sind, wie bereits beschrieben, verschiedene Entspannungsmethoden, zum Beispiel die schon mehrmals erwähnte progressive Muskelentspannung nach Jacobson. Wichtig ist eine aktive Stressbewältigung sowie das Erschaffen von kleinen Ruheoasen im Alltag. Auch Ausdauersport ist wirksam. Das heißt, mindestens dreimal die Woche über dreißig Minuten Radfahren oder Laufen, auch schnelles Gehen ist hilfreich. Achten sollte man zudem auf eine ausreichende Schlafhygiene. Ich erwähne diese Punkte bewusst immer wieder, weil sie erstens tatsächlich wirken und zweites absolut kostenlos sind.

Trinken, trinken, trinken

Die allerwenigsten Menschen trinken genug. Was passiert im Gehirn, wenn man zu wenig Flüssigkeit zu sich nimmt? Stellen Sie sich eine Pflaume und eine Dörrpflaume vor. Wenn ich der Pflaume – also dem Gehirn – Wasser entziehe, schrumpelt es zusammen. Durch das Zusammenziehen kommt Zug auf die Gefäße und Hirnhäute. Und was haben wir auf den vorangegangenen Seiten gelernt? Die Gefäße und Hirnhäute sind extrem schmerzempfindlich auf Dehnungsreize. Und zack haben wir Kopfschmerzen. Ich sage deswegen zu all meinen Patienten: »Stellen Sie sich morgens mindestens zwei Liter Sprudel hin, und trinken Sie über den Tag verteilt immer mal wieder ein Glas, auch wenn Sie keinen Durst haben. Abends, wenn Sie ins Bett gehen, müssen alle Flaschen leer sein. Wenn nicht, müssen Sie alles noch trinken, bevor Sie schlafen gehen. Ich garantiere Ihnen, spätestens wenn Sie die dritte Nacht hintereinander zweimal aus dem Bett aufstehen mussten, um Pipi zu machen, gewöhnen Sie sich das Trinken von Wasser auch tagsüber an.«

2. Rückenschmerzen

Auch was Rückenschmerzen angeht, kann ich mit eigenen, ganz wunderbaren Erfahrungen aufwarten. Sie müssen wissen, dass ich bis zur fünften oder sechsten Klasse immer der Kleinste war. Echt deprimierend! Dann allerdings habe ich einen mordsmäßigen Schub bekommen und bin in einem Jahr fast zwanzig Zentimeter gewachsen – leider ziemlich unregelmäßig. Ich habe auch nicht in dem Maße Sport getrieben, wie mir geraten wurde, und diese unglaublich nervigen stützenden physiotherapeutischen Übungen habe ich fast gänzlich ignoriert. Brauche ich alles nicht, dachte ich großspurig. Hallo, ich war mitten in der Pubertät. Da hält sich doch jeder für Superman.

Ab diesem Zeitpunkt hat es in meinem Rücken immer wieder mächtig gekniffen, und irgendwann bekam ich dann die wunderschöne Diagnose »Morbus Scheuermann« – eine häufige Wachstumsstörung der Wirbelsäule, die typischerweise bei Jugendlichen auftritt. Bis heute habe ich deswegen mehr oder weniger oft und mehr oder weniger heftig Rückenschmerzen.

»Schätzelein, ich habe Rücken!«

Ich bin mit meinen Rückenschmerzen in guter Gesellschaft, denn rund 85 Prozent aller Deutschen erleiden irgendwann in ihrem Leben Rückenschmerzen. Wenn man die Gesamtheit aller Deutschen zu irgendeinem beliebigen Zeitpunkt fragen würde, hätten 30 Prozent genau in diesem Augenblick Rückenschmerzen und mehr als 60 Prozent würden angeben, in den letzten zwölf Monaten Rückenschmerzen gehabt zu haben. Und auch in dieser Disziplin führen mal wieder die Frauen mit einem Vorsprung von circa zehn Prozent gegenüber uns Männern.

Die Fakten sind alarmierend. Rückenschmerzen ist einer der häufigsten Gründe für einen Arztbesuch. Rund zwanzig Millionen Deutsche suchen jedes Jahr einen Arzt aufgrund von Rückenschmerzen auf. Der Rückenschmerz macht mehr als fünfundzwanzig Prozent aller Fehltage bei Arbeitnehmern aus. Ungefähr zehn Prozent aller Deutschen haben chronische Rückenschmerzen. Die Kosten nur für dieses Beschwerdebild belaufen sich auf einen zweistelligen Milliarden-Euro-Betrag pro Jahr.

Das klingt ziemlich dramatisch. Ist es auch. Wir wissen aus den USA, dass die Ausgaben für Rückenschmerzen alleine zwischen 1960 und 1980 um 2700 Prozent gestiegen sind. Eines ist somit völlig klar: Auf diese Entwicklung muss reagiert werden. Und das tut man auch. Zwischen 2005 und 2013 hat sich die Anzahl an Rückenoperationen mehr als verdoppelt und das bei sinkenden Bevölkerungszahlen. Wenn man sich jetzt aber überlegt, dass nur rund fünf Prozent der Menschen, die an ihrem Rücken operiert wurden, tatsächlich von einer Operation profitieren und ein gutes Drittel aller Operierten später chronische Schmerzen entwickelt, lohnt es sich absolut bezüglich der Sinnhaftigkeit dieser »Operationswütigkeit« ein paar Gedanken zu verschwenden.

Es klingt ein bisschen schizophren, aber der medizinische Fortschritt stellt uns in vielerlei Hinsicht auch ein Bein und sorgt für reichlich blaue Flecken. Ein Kernproblem ist nämlich, dass wir heutzutage phantastische diagnostische

Möglichkeiten haben, nachgerade alles untersuchen können und das natürlich auch tun. Eigentlich wissen wir, dass rund achtzig Prozent aller Fünfzigjährigen im Röntgenbild nachweisliche degenerative Veränderungen im Bereich der Wirbelsäule haben. Und wir wissen auch, dass diese Veränderungen eigentlich überhaupt keinen Krankheitswert besitzen. Trotzdem fallen immer wieder so charmante Bemerkungen wie »Sie haben die Wirbelsäule eines Hundertjährigen« oder »Ihre Wirbelsäule ist ein einziges Trümmerfeld«. Und in unserem Optimierungswahn ist die Aussicht auf eine operative Sanierung dieses »Trümmerfeldes« dann natürlich äußerst verlockend. Wie wenig Aussagekraft viele Röntgenuntersuchungen haben, möchte ich Ihnen gerne an einem Beispiel verdeutlichen: Wenn ich auf zwei Röntgenbilder schaue, das eine zeigt eine massiv degenerativ veränderte Wirbelsäule und das andere zeigt eine Wirbelsäule, an der alles, aber auch einfach alles perfekt ist, sich dann die Tür öffnet und zwei Menschen den Raum betreten, der eine vor Schmerzen jammernd und fast auf allen vieren in den Raum kriechend, der andere munter hineinschwebend und dazu glaubhaft vermeldend, dass er in seinem Leben noch nie Rückenschmerzen hatte – ich schwöre Ihnen, dass ich aufgrund der Röntgenbilder ohne auf den aufgedruckten Namen zu schauen nicht sagen könnte, welches Bild zu welchem Patienten gehört, denn in den seltensten Fällen gibt es eine Übereinstimmung von Beschwerden und Befund. Und schon befinden wir uns mitten in einer der größten Risikoquellen unseres Gesundheitssystems. Wir versuchen immer wieder aufgrund von Momentaufnahmen oder Standbildern auf eine Funktion zu schließen. Wenn ich Ihnen das Foto eines traumhaft schönen Sportwagens zeige, werden Sie mir anhand dieses Fotos mit Sicherheit nicht beantworten können, ob sich unter der Haube überhaupt ein Motor befindet. In der Medizin versuchen wir aber genau diese nicht beantwortbare Frage mit Hilfe dieser Standbilder zu lösen.

Natürlich gibt es Aufnahmen, bei denen man einen massiven Bandscheibenvorfall, der auf irgendwelche Nervenwurzeln drückt, dokumentieren kann. Dazu gibt es in aller Regel aber auch das passende klinische Beschwerdebild. Das werde ich gleich noch präziser erläutern. Ich sehe hier einen der größten Risikofaktoren unseres momentanen Gesundheitssystems. Unsere diagnostischen Möglichkeiten sind zum Teil völlig ungeeignet, die Fragen zu beantworten, die uns wirklich interessieren. Das ist aber nur ein Teil des Problems. Der andere Teil besteht darin, dass unsere technischen Geräte mittlerweile so gut sind, dass sie bei fast jeder Untersuchung irgendwelche Zufallsbefunde entdecken, die dann ihrerseits wieder irgendwelche Konsequenzen nach sich ziehen. Hierzu zwei Beispiele:

Der Arzt macht bei Ihnen eine Ultraschalluntersuchung des Herzens. Noch vor fünf Jahren wären Sie herzgesund gewesen. Dadurch, dass der Arzt aber ein hochmodernes Ultraschallgerät der neuesten Generation besitzt, das eine viel, viel höhere Auflösung als das Vorgängergerät hat, entdeckt er an einer Ihrer Herzklappen plötzlich eine Undichtigkeit. Einzig und allein aufgrund der verbesserten Auflösung sind Sie plötzlich nicht mehr herzgesund.

Ähnliche Phänomene beobachten wir bei Untersuchungen am Kernspintomographen. Obwohl völlig klar war, dass Sie unter Migräne leiden, hat irgendjemand also nun unnötigerweise ein Kernspin von Ihrem Kopf veranlasst. Auch hier sieht man jetzt aufgrund der exzellenten Auflösung eine winzig kleine Struktur, die man nicht eindeutig zuordnen kann. Der Fachbegriff hierfür heißt UBO und steht für Unknown

Bright Object, also unbekannter heller Fleck. Im Prinzip sind sich alle Beteiligten darüber einig, dass diese Entdeckung keinerlei Bedeutung und schon gar keinen Krankheitswert besitzt, aber andererseits möchte man sich natürlich auch absichern und empfiehlt dem Patienten konsequenterweise den unklaren Befund nach sechs Monaten noch einmal nachzukontrollieren. Auf den ersten Blick erscheint meine gerade beschriebene Geschichte völlig harmlos, doch die Wahrheit ist, dass gerade ein eigentlich gesunder Patient in die medizinische Endlosdiagnostikschleife eingeschleust wurde. Statt Ängste auszuräumen wurden sie künstlich aufrechterhalten. Nicht ohne Grund gibt es in der Medizinersprache den Ausspruch: »Wer viel misst, misst viel Mist!«

Der immer stärker um sich greifende Absicherungswahn führt dazu, dass immer mehr Ärzte sich durch immer mehr Untersuchungen immer besser absichern wollen und bei ihren Absicherungsbemühungen auf immer mehr, eigentlich völlig unwichtige Zufallsbefunde stoßen, die ihrerseits dann wiederum eine immer noch größere Abklärungskaskade nach sich ziehen. Und plötzlich fallen wir Ärzte aus unserer eigentlichen Rolle als Helfer und Heiler heraus und werden zu einem wesentlichen Chronifizierungsfaktor des Patienten. Zu viel Fortschritt und zu viel Technik können für den Menschen nicht nur ein Segen sein, daran sollten wir uns alle immer wieder mal erinnern.

Zurück zu den Rückenschmerzen. In Deutschland geht mehr als jeder zehnte Fehltag auf ihre Kappe. Die Betroffenen fallen im Schnitt fast achtzehn Tage pro Versicherungsjahr aus. Rückenschmerzen machen achtzig Tage pro hundert Versicherungsjahre aus. Das heißt, um das Ganze etwas plastischer zu formulieren: Im Durchschnitt fällt jeder deutsche Arbeitnehmer fast einen Tag pro Jahr wegen

Rückenschmerzen aus. Gemäß der Gesundheitsberichterstattung des Bundes aus dem Jahr 2012 wissen wir, dass Rückenschmerzen »eine Gesundheitsstörung von herausragender epidemiologischer medizinischer und gesundheitsökonomischer Bedeutung ist.« Weiter ist dort formuliert: »So sind Rückenleiden ein besonders häufiger Grund für die Inanspruchnahme des medizinischen Versorgungssystems, Arbeitsunfähigkeit und Renten wegen teilweiser oder voller Erwerbsminderung.«

Auf den folgenden Seiten werden wir uns gemeinsam ansehen, was Rücken- und Kreuzschmerzen wirklich bedeuten und wie man diese Schmerzen weiter einordnen kann. Grundsätzlich muss man unterscheiden, ob es sich um radikuläre oder pseudoradikuläre Beschwerden handelt. Was heißt das? Der lateinische Wortstamm kommt von radix – die Wurzel und das bedeutet, dass radikuläre Probleme für eine Störung stehen, die mit einer Nervenwurzel oder einem Nerv in Verbindung gebracht werden können. Hier wird klassischerweise die Aussage verwendet: »Ich hab Ischias«. Allerdings kann man sagen, dass die allermeisten Menschen, die »Ischias« haben, eigentlich nur Blockierungen und Verspannungen haben und eben keine Reizung des eigentlichen Nervs oder einer Nervenwurzel.

Wie lässt sich also der radikuläre vom pseudoradikulären Schmerz unterscheiden?

Radikulärer Schmerz, also jener Schmerz, der wirklich durch Druck auf einen Nerven oder eine Nervenwurzel entsteht, kommt plötzlich und messerstichartig, lässt sich gut lokalisieren und ist eventuell mit einem Elektrisierungsgefühl (wie durch einen Stromschlag) verbunden; die Schmerzausstrahlung geht in ein bestimmtes, von diesem Nerven versorgten Hautareal, eventuell treten typische Nervenschmerzphänomene auf, wie ein Kribbeln oder Brennschmerz oder auch eine reduzierte Empfindungsfähigkeit, so als wäre dieses Areal taub. Zudem können die Schmerzen bewegungsabhängig oder durch Husten, Pressen oder Niesen verstärkt werden. Die pseudoradikulären Beschwerden – die im Wesentlichen durch Blockierungsphänomene und nachfolgende Muskelverspannungen verursacht sind – werden hingegen eher als dumpf, drückend und ziehend beschrieben. Sie halten sich nicht an klare Hautnervengrenzen und werden insbesondere durch längere Belastungssituationen, zum Beispiel langes Sitzen oder langes Stehen begünstigt.

Es ist gar nicht so kompliziert, wie es vielleicht klingt. Ich versuche, Ihnen den Unterschied jetzt anhand eines ganz einfachen Beispiels bildlich zu verdeutlichen:

Max, 21 Jahre alt, möchte seiner Freundin imponieren und wuchtet in halb gebückter Körperhaltung gleich zwei Sprudelkästen auf einmal aus dem Kofferraum. Plötzlich spürt er einen wahnsinnigen Schmerz im unteren Bereich seines Rückens. Wenn dieser Schmerz jetzt tatsächlich bis in den Fuß oder sogar bis in die Zehen hinein strahlt, mit einem Kribbelgefühl einhergeht und sich anfühlt, als würde jemand Strom durchjagen, hat er tatsächlich gute Chancen, dass er sich bei dem total »männlichen« und gleichzeitig total dämlichen Manöver gerade einen massiven Bandscheibenvorfall zugezogen hat, der ihm auf eine Nervenwurzel drückt. Wenn dieser Schmerz allerdings nicht ganz so klar zu lokalisieren ist und in Höhe der Kniekehle langsam abebbt, hat er wahrscheinlich Glück gehabt und lediglich eine Lumbago, die im

Volksmund auch Hexenschuss genannt wird, also ein kombiniertes Blockierungsphänomen, vermutlich im Ileosacralgelenk mit einer begleitenden Muskelverkrampfung. Und jeder, der nicht wirklich glauben kann, dass Muskeln im Rücken so schmerzen könnten, dem möchte ich gerne eine Frage stellen: Hatten Sie schon mal einen Wadenkrampf? Wenn ja, dann wissen Sie, was Muskelschmerzen sind.

Was ist der Unterschied zwischen einem Hexenschuss und einem »Ischias«?

Der Hexenschuss, also der akute untere Kreuzschmerz, ist ein schlagartig einsetzender und dann meist fortbestehender, sich manchmal auch stetig weiter verstärkender Schmerz im Bereich des unteren Rückens, der zu einer deutlichen Bewegungseinschränkung führt. Meist nimmt der Betroffene eine Schonhaltung ein und versteift sich noch mehr, um dem Schmerz auszuweichen. Die Muskeln verspannen und verkrampfen sich immer mehr und oftmals kommt man aus seiner halbgebückten Glöckner-von-Notre-Dame-Haltung gar nicht mehr richtig heraus, da die verkrampften und verspannten Muskeln einen in dieser Fehlhaltung festhalten.
Bei einem »Ischias« ist tatsächlich ein Nerv in der Regel durch einen Bandscheibenvorfall akut eingeklemmt, hier strahlt der Schmerz bis runter in die Zehen und es handelt sich um einen echten Nervenschmerz.
Für den akuten Hexenschuss gibt es zahllose Auslöser. Das können ungeschickte Bewegungen sein, Drehungen, Bücken, aber auch das falsche Heben – wie vorher beschrieben – eines Kastens Sprudel, nicht aus den Knien heraus, sondern aus dem Kreuz.

Grundsätzlich gilt bei Rückenschmerzen das Gleiche wie bei Kopfschmerzen: Weniger ist in der Regel mehr, das heißt, eine Überdiagnostik und auch eine verfrühte oder auch längere Krankschreibung löst nicht das Problem, sondern fixiert es häufig nur. Von dem her sollte man auch hier eher diagnostische Zurückhaltung walten lassen.

Bei folgenden Konstellationen in Zusammenhang mit Rückenschmerzen sollte man jedoch hellhörig werden. Mögliche Warnhinweise für einen Tumor ergeben sich bei Rückenschmerzen im höheren Alter, das heißt, jenseits des sechzigsten Lebensjahres oder einem Tumorleiden in der Vorgeschichte. Bei zusätzlichen Allgemeinsymptomen wie Gewichtsverlust, rascher Ermüdbarkeit, Nachtschweiß, Fieber und bei starken nächtlichen Schmerzen, von denen man wach wird. Hinweise auf eine Infektion können allgemeine Symptome wie Fieber, Schüttelfrost und anderweitige bakterielle Infektionskrankheiten geben. Hinweise auf eine echte Wurzel- oder Nervenschädigung hat man bei Schmerzen, die in ein Bein oder in beide Beine ausstrahlen, eventuell verbunden mit Taubheitsgefühlen, zunehmenden Lähmungen oder Sensibilitätsstörungen in den betroffenen Extremitäten oder beim sogenannten Cauda-Syndrom. Hier ist das Areal, mit dem man beim Reiten Sattelkontakt hätte, taub; oftmals begleitet von Störungen beim Wasserlassen und der Stuhlkontrolle. Ebenfalls hellhörig in Bezug auf eine eventuell vorliegende Schädigung der Knochen sollte man bei einem vorangegangenen Trauma sein, bei bestehender Osteoporose oder der längerfristigen Einnahme von Cortison. Eine ebenfalls erweiterte Diagnostik braucht man bei fortschreitender muskulärer Schwäche oder einer Gangstörung, einer ausgeprägten Morgensteifigkeit oder einer Beteiligung verschiedener Gelenke, begleitendem Hautausschlag, begleitender chronisch entzündlicher Darmerkrankung oder Entzündungen im Bereich des Auges. Letztere Phänomene könnten auf Erkrankungen aus dem rheumatischen Formenkreis hindeuten.

Bei allen aufgeführten Störungen ist definitiv eine erweiterte Diagnostik nötig. Was für Rückenschmerzen gilt, gilt für alle anderen Schmerzerkrankungen gleichermaßen: Es gibt Faktoren, die einen als Therapeuten schon vorwarnen, dass es sich bei dem Patienten um einen Risikokandidaten für eine Schmerzchronifizierung handelt. Das ist in punkto Rückenschmerzen besonders bedeutsam, da bereits nach wenigen Wochen Krankschreibung eine Rückkehr ins Erwerbsleben immer unwahrscheinlicher wird und wir beim Thema Rückenschmerzen ohnehin den größten Anteil von Rentenbegehren oder tatsächlicher Berentung in Deutschland haben. In der Rangliste der zehn Erkrankungen mit den längsten Arbeitsunfähigkeitszeiten liegen Rückenschmerzen seit Jahren auf einem unangefochtenen ersten Platz und auch bei Frühberentungen werden sie nur noch von psychischen Erkrankungen und Verhaltensstörungen getoppt.

Diese Warnhinweise sind beim Patienten zum einen eine vorliegende Depressivität, ein erhöhtes Stressempfinden vor allem in Bezug auf berufliche Belastungssituationen, sowie ein ausgeprägtes Schmerzvermeidungsverhalten. Denken Sie an den ängstlichen Vermeider! Ebenfalls hellhörig werden sollte man bei ausgeprägter Hilf- und Hoffnungslosigkeit und damit verbundener Katastrophisierungsneigung, sowie einem eher passiven Schmerzverhalten mit einer ausgeprägten Schon- und Vermeidungsstrategie.

Abschließend kommen noch grundsätzlich negative Krankheitsvorstellungen dazu. Das bedeutet wiederum, dass Patienten, die ein oder mehrere dieser Persönlichkeitsmerkmale aufweisen, ein wesentlich höheres Risiko haben, ihre Beschwerden nicht wieder in den Griff zu bekommen. Um es ganz klar zu sagen: Rückenschmerzen haben nur sehr bedingt etwas mit Alter zu tun. In einer großen Studie der Weltgesundheitsorganisation wurden in Deutschland Kinder im Alter von elf bis siebzehn Jahren befragt. Jeder fünfte Junge und jedes vierte Mädchen gab an, fast jede Woche Rückenschmerzen oder Kreuzschmerzen zu haben.

Die gute Nachricht lautet: Hinter den allermeisten Rückenschmerzen verstecken sich keine ernsthaften Erkrankungen. So sind Krebs- und Rheumaleiden bei weniger als einem Prozent der Betroffenen die eigentliche Schmerzursache. Und nur weitere fünf Prozent machen Bandscheibenvorfälle oder anderweitige Verengungen im Bereich des Wirbelkanals aus. Das bedeutet wiederum, dass mehr als neunzig Prozent aller Rückenschmerzpatienten sogenannte unspezifische oder funktionelle Rückenschmerzen haben. Das sind Beschwerden, bei denen eben keine eigenständige Erkrankung, keine strukturelle Störung der Wirbelsäule vorliegt, sondern bei denen das zugegebenermaßen komplexe Zusammenspiel von Muskeln, Gelenken, Bändern und Knochen am Rücken durcheinandergeraten ist. Zu wenig Bewegung, verkürzte Muskulatur, Verspannungen, unergonomische Arbeitsplätze und vor allem Stress, Stress und nochmals Stress sowohl am Arbeitsplatz als auch im privaten Bereich führen zur Entstehung und Aufrechterhaltung von Rückenschmerzen.

Unter Experten gibt es einen absolut breiten Konsens, dass die überwältigende Mehrzahl von Rückenbeschwerden wesentlich häufiger und vor allem stärker durch psychosoziale Faktoren als durch die allseits vorhandenen minimalen biologischen Abnutzungserscheinungen hervorgerufen werden. Wir alle degenerieren irgendwann im Laufe unseres

Lebens und haben diverse Abnutzungserscheinungen. Das ist völlig normal. Warum aber gibt es so viele »abgenutzte« ältere Menschen ohne Beschwerden und so viele super in Schuss befindliche junge Leute mit Rückenschmerzen? Ganz wesentlich ist – solange sich keine Warnzeichen für eine bedrohliche Erkrankung ergeben – schnellstmöglich aus seiner Schonhaltung herauszukommen. Das heißt, mit Hilfe einer guten und wirksamen Schmerztherapie rasch wieder rein in die Bewegung und möglichst schnell wieder am normalen Alltag teilnehmen. Bewegung, Bewegung, Bewegung ist das oberste Gebot. Als Arzt ist es mir persönlich herzlich egal, ob der Patient Fahrrad fährt, schwimmen geht, Yoga macht oder Karate-Vollkontakt betreibt. Die zwei mit Abstand schlechtesten Sportarten sind: Extrem-Couching und Permanent-Chillen. Selbst bei nachweislich gravierenden Ursachen für die Beschwerden, wie bei einem Bandscheibenvorfall, muss man klipp und klar sagen: Lediglich neurologische Störungen wie Lähmungen sind eine klare und sofortige Operationsindikation! Schmerzen sind nur dann ein Grund, einen Bandscheibenvorfall zu operieren, wenn man die Schmerzen trotz intensiver Schmerztherapie nicht vernünftig in den Griff bekommt. Denn wir wissen, dass bei dreißig von hundert Bandscheiben-Patienten die Schmerzen nach einer Operation entweder zurückkommen oder gar nicht erst besser werden.

Ich möchte an dieser Stelle gar nicht erst so tun, als gäbe es nur den unspezifischen Rückenschmerz. Es folgt eine kleine Hitliste der Rückenschmerzen, bei denen eine ursächliche Grunderkrankung vorliegt, die dann gegebenenfalls auch eine intensivere Therapie begründen kann: der eben beschriebene Bandscheibenvorfall; die Osteoporose (Knochenschwund) eventuell mit Bruch eines Wirbelkörpers;

Morbus Scheuermann (den ich in meiner Jugend hatte); eine Verkrümmung der Wirbelsäule, die sogenannte Skoliose, die Spondylolisthesis, umgangssprachlich auch Wirbelgleiten genannt (eine Instabilität der Wirbelsäule), eine Einengung des Rückenmarkskanals (aus unterschiedlichsten Gründen), verschiedene chronisch entzündliche Wirbelsäulen- und Gelenkerkrankungen, eine der bekanntesten ist der Morbus Bechterew; Entzündungen von Wirbeln oder Bandscheiben durch verschiedene Erreger, Tumore oder stoffwechselbedingte Knochenerkrankungen. Aber noch einmal: Das sind alles die Ausnahmen, die Exoten.

Wir haben in diesem Buch schon viel über die Zusammenhänge zwischen Schmerz und Psyche gesprochen und auch über mögliche Erwartungseffekte. In Australien gab es zu dem Thema eine Präventionskampagne, die ich unglaublich spannend und erwähnenswert finde. Hier wurde versucht, die gesellschaftliche Wahrnehmung von Rückenschmerzen positiv zu beeinflussen und damit das Verhalten aller, sowohl des Rückenschmerzgeplagten, als auch das Verhalten der Professionellen im Gesundheitswesen nachhaltig zu verändern. Die Kampagne hatte folgenden Inhalt:

1. Rückenschmerzen sind häufig und lästig, sie sind aber – selbst wenn sie chronisch werden – als eine Variante »bedingten Gesundseins« anzusehen.
2. Die meisten Maßnahmen zur Behandlung akuter Rückenschmerzen und zur Vorbeugung chronischer Verläufe kann man selbst ergreifen. Hierzu gehört insbesondere körperliche Aktivität. Längere Arbeitsunfähigkeiten sollten unbedingt vermieden werden.
3. Zu den wichtigsten Ressourcen gehören körperliche Fitness und ein allgemeines körperliches Wohlbefinden.

Nutzen Sie daher lieber eine Treppe als einen Fahrstuhl, auch für Bewegungsmuffel gibt es keine Ausrede, denn bewegen kann man sich auch im kleinsten Büro.

4. Eine bildgebende Diagnostik ist oftmals verzichtbar, es sei denn, es gibt akute Warnhinweise: Die Schmerzen halten entweder unvermindert über mehr als sechs Wochen an oder werden schlimmer. Klinisch bedeutsame Bandscheibenvorfälle sind selten. Viele auf den Röntgenbildern sichtbaren Veränderungen finden sich ebenso häufig bei Menschen, die keine Rückenschmerzen haben.
5. Wirklich eingreifende Behandlungsverfahren, zum Beispiel Operationen, sollten niemals ohne kritische Prüfung mittels einer Zweitmeinung durchgeführt werden.

Was ich im positiven Sinn absolut erstaunlich finde: Allein die Entdramatisierung von Rückenschmerzen hat bei der Bevölkerung und den Ärzten zu einer deutlich veränderten Wahrnehmung der Beschwerden geführt. Die Zahl der Arbeitsunfähigkeitstage und der Aufwendungen für Rückenschmerzen konnte nachhaltig reduziert werden.

Aus diesem Grund möchte ich Ihnen zum Abschluss noch ein paar nützliche Tipps gesammelt mit auf den Weg geben:

– Wenn es keine klaren Warnhinweise gibt, ist Schonung nicht angesagt. Das Motto sollte lauten: nicht ins Bett, sondern auf die Beine.
– Entspannungsverfahren wie beispielsweise die progressive Muskelrelaxation sollten so früh wie möglich angewandt werden. Vielen Patienten hilft bei akuten Rückenschmerzen auch eine Wärmetherapie: Legen Sie sich ein Kirschkernsäckchen ins Kreuz oder nehmen Sie ein heißes Bad mit Lavendel- oder anderen Kräuterölen.

- Übergewicht abbauen ist eine ganz wesentliche Maßnahme: Wenn Sie wissen, dass Sie eigentlich zwanzig Kilogramm zu viel wiegen und dringend abnehmen müssten, machen Sie diesen Test: Schnallen Sie sich einen Rucksack mit zwanzig Kilogramm Zusatzgepäck vor den Bauch und Sie werden sofort merken, wie Ihre Rückenmuskeln dieses Zusatzgewicht mittragen müssen.
- Wenn Sie Dinge aufheben oder schwere Lasten heben müssen, tun Sie das bitte niemals aus dem Kreuz heraus, sondern immer aus den Knien. Halten Sie den Rücken gerade, ziehen Sie dabei den Bauch ein (so weit wie möglich), halten Sie den Gegenstand so nah wie möglich am Körper, dadurch haben Sie einen kürzeren Hebelarm. Versuchen Sie generell einseitige oder zu schwere Lasten zu vermeiden. Ein Klavier sollte immer von mindestens zwei Personen getragen werden.
- Versuchen Sie in regelmäßigen Abständen Ihre Position zu wechseln, bleiben Sie nicht länger als eine halbe Stunde in ein- und derselben Haltung, bewegen Sie sich zwischendurch, lockern Sie Muskeln, stehen Sie zwischendurch auch an Ihrem Arbeitsplatz immer mal wieder auf.
- Tragen Sie bitte gutsitzende und bequeme Schuhe! Damit wird nämlich auch die Wirbelsäule entlastet.
- Und der letzte Tipp: Überprüfen Sie Ihre Matratze, ob sie noch etwas taugt und Ihrem Gewicht entspricht. Sie sollte Sie während des Schlafs gut stützen. Falls dem nicht so ist und Sie allmorgendlich mit Kreuzschmerzen aufwachen, lohnt sich hier die Investition in eine neue Matratze. Immerhin verbringen Sie dort ein Drittel Ihrer Lebenszeit.

Eine kleine Anekdote zum Thema psychosoziale Aspekte von Rückenschmerzen kann ich mir nun doch nicht verkneifen: Während meines Weiterbildungsjahres zum Schmerztherapeuten in der Schmerzklinik fiel mir bereits nach relativ kurzer Zeit auf, dass ein auffallend hoher Prozentsatz von Männern, die über chronische Rückenschmerzen berichteten, meine Frage nach sexuellen Funktionsstörungen ganz klar mit Ja beantworteten. »Wissen Sie, Herr Doktor, ich habe wirklich große Angst davor, dass es mir hinten so schlimm reinhaut, dass auch vorne nichts mehr geht.« Natürlich stellt sich hier die Frage nach der Henne und dem Ei. Abgesehen vom Chef war ich der einzige männliche Arzt in der Abteilung. Daher wurde ich von den Kolleginnen bei Männern mit chronischen Rückenschmerzen immer vorgeschickt, um über deren Sexualverhalten zu sprechen, und siehe da, bereits nach kurzer Zeit hatten wir eine sehr enge Kooperation mit den Urologen etabliert.

Ich kann mich noch gut an all die Männer erinnern, bei denen nach einer Behandlung der sexuellen Funktionsstörung durch die echte kleine blaue Wunderpille (nicht die Placebotablette) plötzlich auch die Kreuzschmerzen wie weggeblasen waren. Denn wenn die Potenz wieder da ist, braucht man auch die Ausrede mit den Kreuzschmerzen nicht mehr. Es ist immer wieder unglaublich zu sehen, wie stark die Macht der eigenen Gedanken die eigene Lebensqualität verändern kann.

3. Bauchschmerzen

Der Magen-Darm-Infekt mit Brechdurchfall, die Gallenkolik, der entzündete Blinddarm, die Menstruationsschmerzen. Ein eingeklemmter Darm? Haben sich Aussackungen am Dickdarm entzündet? Ist es eine Nierenkolik oder vielleicht doch ein Milzriss nach Sturz auf den Fahrradlenker? Sie merken schon: Bauchschmerzen sind ein weites und kompliziertes Feld, denn im Gegensatz zu Kopfschmerzen, Rückenschmerzen und Gelenkschmerzen haben wir im Bauch eine dermaßen hohe Anzahl an unterschiedlichen Organen und somit möglichen Problemherden, dass es schon deutlich mehr Mühe kostet, um hier noch durchzublicken. Von dem her ist es in erster Linie einmal wichtig, zwischen akuten behandlungsbedürftigen Bauchschmerzen und chronisch-funktionellen Bauchschmerzen zu unterscheiden. Denn gerade bei akuten Bauchproblemen muss man häufig schnell, sprich SOFORT handeln. Und so gibt es eine Fülle von Problemen, die, je nach Schwere, auch schon mal den Einsatz eines Notarztes rechtfertigen.

Wann muss ich zum Arzt?

Jeder kennt das Problem. Es zwickt links unten oder rechts oben, mal kommt der Schmerz in Wellen, mal drückt es einfach nur. Man bekommt nach dem Genuss einer halben Weihnachtsgans und fünf Schnäpsen zur »Verdauung« vielleicht schlecht Luft, weil der Bauchinhalt dermaßen nach oben drückt, dass die Lungen nicht mehr anständig belüftet werden können. Die Beispiele, die ich aufzählen könnte, sind endlos. Die Kernfrage dahinter ist jedoch: Wann sollte oder muss ich zum Arzt?

Bei nur leichtem Bauchweh, vielleicht verbunden mit Übelkeit oder Durchfall, kann man durchaus ein oder zwei Tage abwarten. Vielleicht weiß man, dass im Kindergarten gerade wieder irgendein Gruselvirus umgeht und die Symptome sich so erklären lassen. Dasselbe gilt für die Feiertagshochsaison, in der man sich im gemütlichen Beisammensein der ganzen Familie mindestens jeden zweiten Tag kolossal überfrisst.

Wenn Schmerzen jedoch mehrere Tage andauern oder schlimmer werden, sollte man sich einem Arzt vorstellen. Wenn die Schmerzen urplötzlich mit heftiger Intensität beginnen oder sehr rasch immer schlimmer werden, sollte man umgehend eine Klinik aufsuchen. Absolute Alarmzeichen sind ein bretthcharter Bauch, eine extreme Empfindlichkeit bei nur leichter Berührung, unstillbares Erbrechen, eventuell noch einhergehend mit ausgespucktem Blut und heftige Bauchschmerzen nach einem Unfall. Wenn sich die Bindehaut im Auge, beziehungsweise die Haut am Körper, beginnt, gelb zu färben, man zu den Bauchschmerzen zusätzlich hohes Fieber entwickelt, nicht mehr Wasser lassen kann oder zunehmende Bauchschmerzen hat, weil man mehrere Tage keinen Stuhlgang hatte, wenn man Blut im Urin sieht, Schweißausbrüche bekommt, Schwindel hat oder das Bewusstsein verliert, sollte man keine Zeit verlieren und sich auf der Stelle behandeln lassen!

Dadurch, dass wir so viele verschiedene Organe in unserem Bauch haben, und die Diagnose damit alles andere als einfach ist, wird der Arzt gezielte Fragen stellen: Waren die Schmerzen plötzlich da oder kamen sie erst allmählich? Bestehen sie schon länger? Sind sie wiederkehrend, eher gleichförmig oder attackenartig? Kommen sie in Wellen? Gibt es einen Zusammenhang mit dem Essen? Wo befinden sich die Schmerzen, eher im Oberbauch oder im Unterbauch? So können bei einer Gallenkolik zum Beispiel Schmerzen in der rechten Schulter vermeldet werden, oder ein Nüchternschmerz im Oberbauch (auch Hungerschmerz genannt, tritt etwa vier bis fünf Stunden nach der letzten Mahlzeit auf und entsteht durch extreme Leere) in den frühen Morgenstunden auf ein Geschwür im Zwölffingerdarm hinweisen.

Gibt es noch zusätzliche Beschwerden wie Fieber, Appetitlosigkeit, Durchfall, Verstopfung, Übelkeit und Erbrechen? Bei Frauen im gebährfähigen Alter wird auch immer die Frage nach einer möglichen Schwangerschaft gestellt.

Der nächste Schritt ist die körperliche Untersuchung. Der Arzt beginnt, sich den entkleideten Bauch anzusehen und achtet hier zum Beispiel auf Narben, die auf frühere Operationen hinweisen. Dann wird er mit dem Stethoskop den Darm abhören. Vermehrte Darmgeräusche können auf einen Magen-Darm-Infekt hinweisen oder auf eine Engstelle, zum Beispiel bedingt durch Narbenzüge früherer Operationen. Durch eine Tastuntersuchung kann die Beschwerdeursache oft noch weiter eingegrenzt werden. Aber toleriert der Patient das Abtasten überhaupt? Wo tut es genau weh? Ist der Bauch stark gebläht? Können irgendwelche Verhärtungen ertastet werden? Bestehen Hinweise für Bauchwasser? Bei einer Blinddarmentzündung gibt es klassische Druckpunkte im Bereich des rechten Unterbauches, die darauf hinweisen können. Allerdings gibt es auch noch Bauchschmerzen, und das ist wirklich ziemlich perfide, die nicht zwangsläufig etwas mit einer Erkrankung im Bauchraum zu tun haben. So kann sich ein Herzinfarkt unter Umständen mit Oberbauchbeschwerden melden. Und es gibt Fälle, in denen Bauchorgane erkrankt sind, die Schmerzen sich jedoch ganz woanders befinden. Es gibt zum Beispiel die übertragenen Hautzonen, die sogenannten Head'schen Zonen, benannt nach Sir Henry Head, einem britischen Neurologen. Wir wissen, dass rund neunzig Prozent aller Schmerzrezeptoren in der Haut sitzen. An unseren inneren Organen gibt es hingegen verhältnismäßig wenige Schmerzrezeptoren. Jetzt werden aber die

Informationen aus bestimmten Organen auf Rückenmarksebene gemeinsam mit Informationen aus bestimmten Hautarealen verschaltet (denken Sie bitte an das Pusten auf ein aufgeschürftes Knie!) und durch diesen Zusammenschluss auf Rückenmarksebene geht die Information über die Lokalisation der inneren Organe verloren. Das Gehirn ordnet dann wiederum den Reizort zu, an dem die Schmerzrezeptorendichte am höchsten ist. Daher beginnen logischerweise jene Hautareale weh zu tun, die auf Rückenmarksebene mit dem betroffenen inneren Organ verschaltet sind. Das heißt, die linke Schulter schmerzt bei einem Milzriss, der linke Oberarm oder Oberbauch oder auch der Kiefer schmerzt bei einem Herzinfarkt. Die rechte Schulter wiederum schmerzt bei einer Gallenblasenerkrankung. Bei einer Entzündung der Bauchspeicheldrüse gibt es einen gürtelförmigen Schmerz, ausgehend vom mittleren Rücken, und wenn ein Stein im Harnleiter sitzt und Sie eine Kolik haben, äußert sich dies durch klassische Schmerzen im Genitalbereich.

Bei der Klassifikation von Bauchschmerzen unterscheidet man zwischen vier verschiedenen Schmerzgrundtypen: Es gibt den plötzlich einsetzenden Vernichtungsschmerz, zum Beispiel bei einer Bauchspeicheldrüsenentzündung, bei einem Herzinfarkt oder wenn die Magenwand, beziehungsweise die Darmwand reißt. Es gibt krampfartige, in Wellen kommende Schmerzen bei einer akuten Darmentzündung durch einen Virus oder bei einer Gallen- oder Nierenkolik. Es gibt bohrende brennende Schmerzen in der Speiseröhre, wenn Magensäure nach oben steigt und Sodbrennen verursacht. Und es gibt dumpf drückende Schmerzen, zum Beispiel nach einer Milzverletzung oder bei Lebermetastasen, wenn die jeweilige Organkapsel unter Spannung kommt. All diese akuten Probleme erfordern ein umgehendes Handeln und ein sehr differenziertes Vorgehen, ausgerichtet an der einzelnen Erkrankung.

»Das schlägt mir auf den Magen«

Verlassen wir nun den akuten Bauchschmerz und widmen uns den chronisch-funktionellen Bauchbeschwerden. Auch hier gilt: Jeder Mensch ist einzigartig – der eine hat eher Kopfschmerzen, der nächste eher Rückenbeschwerden, der dritte bekommt eben Bauchschmerzen. Chronisch-funktionelle Bauchschmerzen sind eine klassische Ausschlussdiagnose, das heißt, alle gravierenderen anderen Diagnosen sollten ausgeräumt sein. Und schon landen wir wieder bei den psychosozialen Anteilen, die sich auch in unserem täglichen Sprachgebrauch wiederfinden: »Mir ist etwas auf den Magen geschlagen« oder »Sich vor Angst in die Hose machen«. Wir kennen den Reizmagen mit Sodbrennen, Übelkeit und Völlegefühl oder auch das berühmt-berüchtigte Reizdarm-Syndrom mit einer vermehrten Gasbildung im Bauchraum, Durchfall oder Verstopfung. Noch einmal: Die Diagnose eines funktionellen Magen-Darm-Problems darf nur dann gestellt werden, wenn die wesentlichen Erkrankungen, die ebenso zu solchen Beschwerden führen können, ausgeschlossen werden. Das heißt, auf chronisch entzündliche Darmerkrankungen, Krebserkrankungen aber auch Nahrungsmittelunverträglichkeiten, wie zum Beispiel Probleme mit Gluten, Fruchtzucker oder Lactose, sollten zumindest einmalige Ausschlussuntersuchungen erfolgen.

Ein Bluttest, eine Stuhluntersuchung und gegebenenfalls – je nach Beschwerdeintensität, Lokalisation und anderen Begleiterscheinungen – eine Spiegelungsuntersuchung des

Verdauungstraktes können absolut sinnvoll sein. Wir wissen heute, dass viele Menschen mit chronisch-funktionellen Bauchbeschwerden eine Hypersensibilität im Eingeweidesystem haben, das heißt, auf Dehnungsreize im Magen-Darm-Trakt besonders empfindlich reagieren. Hier ist die Schmerzverarbeitung im Vergleich zu gesunden Menschen eindeutig verändert und beeinträchtigt. Viele Menschen mit Reizdarm-Syndrom empfinden bereits völlig normale Eigenbewegungen des Darms, die wir schlicht und ergreifend für den Weitertransport von Speisebrei benötigen, als unangenehm und schmerzhaft. Und wie bei allen anderen Erkrankungen auch, kann Stress – sei es beruflich, sei es privat – diese Probleme noch massiv verstärken. Sicherlich haben auch Sie den ein oder anderen in Ihrem Bekanntenkreis, der vor einer wichtigen Prüfung oder einem großen Auftritt kaum noch von der Toilette kommt.

Ein Tipp bei akuten nicht gravierenden Schmerzen, zum Beispiel Menstruationsbeschwerden oder krampfartigen Bauchschmerzen im Rahmen eines akuten Magen-Darm-Infektes: Wärme, zum Beispiel in Form eines Kirschkernkissens, das im Ofen oder in der Mikrowelle aufgeheizt wurde, hilft. Bei den eher chronisch-funktionellen Bauchbeschwerden gelten die gleichen Regeln wie bei allen anderen Erkrankungen auch: Entspannungsverfahren und verhaltenstherapeutische Maßnahmen sind wichtig, um das allgemeine Stressniveau zu senken und einen besseren, weil entspannteren Umgang mit seiner Problematik zu entwickeln. Manchmal steckt aber doch ein bisschen mehr dahinter, wie ich Ihnen anhand des folgenden Falls demonstrieren möchte:

Paul ist das zweite Kind von Miriam und Peter Kern. Schon wenige Wochen nach der komplikationslos verlaufenen Geburt fällt der Mutter auf, dass Paul immer relativ kurz nach dem Stillen einen wahnsinnig geblähten Bauch bekommt und sich mit entsprechenden Schmerzen herumquälen muss. Zudem fällt ihr schon im frühen Säuglingsalter eine deutliche Neigung zur Verstopfung auf. Die besorgte Mutter rennt mit ihrem Kind von Pontius zu Pilatus, von Kinderarzt zu Kinderarzt, und es werden zahlreiche Untersuchungen veranlasst: Bluttests, Stuhluntersuchungen, funktionelle Diagnostik mit Röntgenkontrastmitteln – das volle Programm. Nach mehreren Jahren frustraner Diagnostik, also ergebnislosen Untersuchungen, und zahllosen Therapieversuchen, darunter zigfachen Nahrungsumstellungen (Fructose weglassen, Lactose weglassen, Gluten weglassen) und etlichen Behandlungsversuchen aus der eher alternativmedizinischen Ecke, bestehen die Eltern darauf, dass bei Paul endlich eine eingreifendere Diagnostik erfolgen soll. Nach langem Hin und Her entschließen sich die Ärzte zu einer Probeentnahme aus der Wand des Enddarms und siehe da, man erkennt eindeutig sowohl vernarbte untergegangene Muskelzellen als auch eine deutlich verminderte Anzahl von Nervenfasern. Die anschließenden durch eine Bauchspiegelung erfolgten Gewebeproben aus dem gesamten Darm erbringen endlich die Diagnose einer extrem seltenen Erkrankung, bei der in weiten Darmanteilen weder die für den Weitertransport notwendigen Muskeln angelegt sind, noch die dafür notwendige Ansteuerung durch bestimmte Nerven vorhanden ist. Paul konnte jetzt gezielt operiert werden, die funktionslosen Darmanteile wurden entfernt, und der Junge ist heute ein knapp achtjähriges fröhliches, munteres und absolut fittes Kind, das mehr auf dem Sportplatz als zu Hause wohnt.

4. Gelenkschmerzen

Ich kann wunderbar mit meinen Fingergelenken knacken. Sie auch? Super, willkommen im Club! Seit frühesten Kindheitstagen musste ich mir deswegen immer wieder aus allen Richtungen anhören: »Hör auf damit, sonst gehen eines Tages noch deine Gelenke kaputt!«

Ist das wirklich so? Die Antwort wird Sie hoffentlich beruhigen: Nein! Denn beim Überdehnen der Finger entsteht im Gelenk ein Vakuum, das dann nicht mehr mit der eigentlich im Gelenk vorhandenen Gelenkflüssigkeit aufgefüllt werden kann. In der Folge entstehen kleine Gasbläschen, die wiederum auf Zug und Druck dieses knackende Geräusch verursachen. Da knackt also weder der Knochen noch der Knorpel, noch geht da irgendetwas kaputt. Dieser Hinweis von besorgten Eltern oder sonstigen Erwachsenen ist ähnlich dämlich wie der Spruch: »Hör auf zu schielen, sonst bleiben die Augen irgendwann so stehen!«

Ohne gesunde Gelenke geht (fast) nichts

Unsere Gelenke merken wir insbesondere dann, wenn sie Probleme machen. Haben Sie sich schon einmal das Handgelenk verstaucht? Mir ist das mal passiert. Urplötzlich stellt man fest, wie dermaßen eingeschränkt man im Alltag ist, wenn die Gelenke nicht mehr mitspielen. Bücken Sie sich mal mit kaputten Knien oder Hüften, wenn Ihnen etwas runtergefallen ist. Rennen Sie mal mit morschen Gliedern auf die S-Bahn zu, die Sie noch erwischen wollen. Oder versuchen Sie sich mit entzündeten Fingergelenken einmal die Schnürsenkel zuzubinden. Mit Gelenkschmerzen sind Sie sowohl in Ihrem Alltag, als auch in Ihrer beruflichen Tätigkeit massiv eingeschränkt. Erst gestern habe ich im Fernsehen eine Kochsendung gesehen, bei der die Kandidatin einen Mitstreiter bat, für sie den Eischnee zu schlagen, denn sie habe einen »Tennisarm« und könne das momentan nicht.

Was ist nun das Wichtigste für gesunde Gelenke? Ich weiß, langsam nervt's, aber es ist tatsächlich wieder mal: Bewegung. Der Knorpel selbst hat nämlich keine Gefäße und wird daher über die Gelenkflüssigkeit ernährt. Dazu muss diese aber auch ein bisschen zirkulieren können. Ebenso dient die Bewegung dem Abtransport von Abfallstoffen über die sich bewegende Gelenkflüssigkeit. Fernab des Menschen wissen wir auch bei Maschinen, dass bewegliche Teile gelegentlich geölt werden müssen. Auch das hat Eingang in unsere Sprache gefunden: »Wer rastet, der rostet« oder »Wer gut schmiert, der gut fährt«.

Der größte Feind unserer Gelenke – neben fehlender Bewegung – ist Übergewicht. Die Gleichung ist so simpel wie einleuchtend: Je schwerer wir werden, desto mehr Druck und Belastung liegt auf den Gelenken und desto unbeweglicher werden wir. Das heißt, bei Übergewicht beginnen wir natürlich auch wieder zunehmend »einzurosten«.

Wenn wir uns mit Gelenken beschäftigen, dann interessieren uns eigentlich drei große Themen: der Gelenkverschleiß – Fachbegriff Arthrose; die Gelenkentzündung – Fachbegriff Arthritis, und zu guter Letzt die Gelenkverletzung, also der Meniskusschaden im Knie oder die ausgerenkte Schulter. Die Gelenkverletzungen sind die Domäne der Orthopäden und Unfallchirurgen und hier können mittlerweile echte Wunder vollbracht werden. Ich persönlich finde es immer wieder höchst erstaunlich, wie schnell zum Beispiel Fußballprofis auch nach gravierenden Verletzungen wie einem

Kreuzbandriss im Knie wieder voll belastbar und einsatzfähig sind.

Arthrose

Die traurige Botschaft lautet: Unsere Gelenke fangen schon ab dem dreißigsten Lebensjahr an zu verschleißen. Gott sei Dank meist eher unmerklich, es sei denn es kommen gravierende Verletzungen dazu. Ab dem sechzigsten Lebensjahr hat jeder fünfte Mensch ein deutliches Gelenkproblem, entweder im Knie oder in der Hüfte, und je älter wir werden, desto mehr Menschen sind betroffen.

Es gibt viele Gründe, die zu einer Arthrose führen können. Das Lebensalter haben wir schon genannt. Zu den Risikofaktoren gehören, wie bei fast jeder anderen Schmerzerkrankung auch, das weibliche Geschlecht, aber die Top 3 Risikofaktoren sind eindeutig: Übergewicht, Rauchen und der Zustand nach Verletzungen im Gelenkbereich.

Das Kernproblem in unseren Gelenken ist, dass unsere Gelenkinnenflächen von einem ziemlich dünnen Schutz, dem Gelenkknorpel, überzogen sind und dass trotz aller Bemühungen in den letzten Jahrzehnten noch immer kein Verfahren gefunden wurde, mit dem sich der Gelenkknorpel wieder nachhaltig und überzeugend erholen kann. Das heißt also im Klartext: kaputt ist kaputt! Wenn die Schädigung erst einmal begonnen hat, dann weitet sie sich in aller Regel immer mehr aus, so dass irgendwann die Gelenkflächen nicht mehr geschmeidig übereinander gleiten, wie es einst angedacht war, sondern dass Knochen auf Knochen raspelt. Und das tut natürlich weh. Es können bohrende oder stechende Schmerzen im betroffenen Gelenk sein, manchmal schmerzt auch das benachbarte Gelenk mit, das heißt, die Hüfte fängt auf der rechten Seite an weh zu tun, wenn das rechte Knie kaputt ist, weil aufgrund der Schonhaltung schmerzhafte Fehlhaltungen auch im anderen Gelenk auftreten. Wenn die Gelenkflächen zu knirschen anfangen, hört man sehr oft deutliche und ziemlich unschöne Geräusche. Die Gelenkbeweglichkeit lässt nach und so kann ein degenerativ verändertes Kniegelenk auch nicht mehr ganz durchgestreckt werden. Viele Betroffene legen sich zum Schlafen dann zur Entlastung eine Rolle in die Kniekehle. Sie klagen auch vermehrt über Morgensteifigkeit und den typischen Arthrose-Anlaufschmerz. Das heißt, in den ersten paar Minuten muss das ziemlich steife Kniegelenk gegen ordentlich schmerzhaften Widerstand erst noch eingelaufen werden. Die Beschwerden bessern sich dann nach einiger Zeit, werden allerdings bei zunehmender Belastung auch wieder stärker. Vielfach kommt man bei einem kaputten Gelenk, insbesondere beim Hüft- oder Kniegelenk, um einen Gelenksersatz nicht herum, der in den allermeisten Fällen auch medizinisch absolut gerechtfertigt ist.

Arthritis

Woran erkennt man eine Gelenkentzündung? Eine Gelenkentzündung hat fünf typische Anzeichen: die Rötung, die Erwärmung, die Schwellung, den Schmerz und die Funktionseinschränkung. Eine typische entzündliche Gelenkerkrankung, bei der zum Beispiel ein einzelnes Gelenk betroffen sein kann, ist der akute Gichtanfall, bei dem häufig im Großzehengrundgelenk in der Gelenkflüssigkeit ausflockende Harnsäurekristalle eine massive Entzündungsreaktion mit den genannten Beschwerden nach sich ziehen. Ein ähnlich unattraktives Beispiel ist die durch Zecken übertragene Gelenkborreliose. Es gibt aber nicht nur isolierte Gelenkentzündungen, sondern Erkrankungen, die den gesamten Körper betreffen und sich auch in Form von Gelenkentzündungen präsentieren können. Diese Erkrankungen kann man – zugegebenermaßen etwas vereinfacht – unter dem Überbegriff Rheuma zusammenfassen.

Rheuma

Über Rheuma könnte ich ein ganzes Buch schreiben, und es würde ziemlich dick werden, denn hier gehören weit über hundert verschiedene Krankheitsbilder dazu. So gibt es zum Beispiel Gelenkbeteiligungen bei chronisch-entzündlichen Darmerkrankungen ebenso wie bei der Schuppenflechte. Das häufigste und bekannteste Erkrankungsbild ist aber das chronische Gelenkrheuma, das auch als rheumatoide Arthritis bezeichnet wird. Bei dieser Erkrankung entzünden sich oftmals viele Gelenke, große und kleine, und fast jeder hundertste Erwachsene ist davon betroffen. Bei den über Fünfundfünfzigjährigen sind es weltweit etwa zwei Prozent aller Menschen, die davon heimgesucht werden, es gibt aber auch Erkrankungen des rheumatischen Formenkreises bereits bei Kindern und Jugendlichen. Diese zeigen oftmals besonders schwere Verläufe, durchaus mit Beteiligung anderer Organsysteme, zum Beispiel der Augen. Und ich habe nicht wenige Kinder in meiner Behandlung, die ich aufgrund von stärksten Gelenkschmerzen auch dauerhaft auf eine Opioid-Therapie eingestellt habe. Aufgrund der permanenten Entzündungsvorgänge in den Gelenken kommt es nach und nach auch zu Schäden am Gelenkknorpel, beziehungsweise den darunterliegenden Knochen mit entsprechenden Schmerzen und Funktionseinschränkungen.

Es gibt verschiedenste antirheumatische Therapien, die helfen können, um die Erkrankungsintensität, beziehungsweise einzelne Schübe abzumildern oder abzubremsen. Die

Erkrankung selbst kann dadurch jedoch nicht ausheilen. Bei der Diagnostik kommen eine Vielzahl verschiedener Blutanalysen und bildgebender Verfahren zum Einsatz. Oft findet auch ein Zusammenspiel von Ärzten verschiedener Fachgruppen statt, zum Beispiel zwischen spezialisierten Orthopäden und Internisten, die eine Zusatzqualifikation als Rheumatologen erwerben können. Grundsätzlich gilt: Jede Gelenkverletzung kann sich entzünden oder zu einem Gelenkverschleiß führen, ebenso kann eine Arthritis in eine Arthrose münden und umgekehrt.

Wann sollte man mit Gelenkschmerzen zum Arzt?

- Bei einer Verletzung, bei der ein Gelenk mitbetroffen ist.
- Wenn ein Gelenk schmerzt, geschwollen und schlecht beweglich ist und die Haut gerötet ist.
- Wenn ein oder mehrere Gelenke über einen längeren Zeitraum schmerzen.
- Wenn der Schmerz wandert, also immer wieder andere Gelenke betroffen sind.
- Wenn Gelenke morgens nach dem Aufstehen besonders schmerzhaft sind, sich länger steif anfühlen und erst »eingelaufen« werden müssen.
- Wenn zu dem Gelenkschmerz noch ein ausgeprägtes Krankheitsgefühl, Hautausschlag, Fieber, Schüttelfrost, Gewichtsverlust oder Erkrankungen am Auge dazukommen.

Sollten Gelenkschmerzen nicht heilbar sein, zum Beispiel weil das Kniegelenk völlig abgenutzt ist, und das Risiko für einen operativen Gelenkersatz bedingt durch ein beispielsweise schwaches Herz zu groß ist, haben wir Ärzte immer die gesamte Palette sowohl der nicht-medikamentösen Schmerztherapie als auch der medikamentösen Schmerztherapie zur Verfügung.

5. Tumorschmerzen / Schmerzen am Lebensende

In Deutschland erkranken aktuell jedes Jahr etwa 500 000 Menschen neu an einer Tumorerkrankung. Ein gutes Drittel von ihnen leidet schon zu Beginn der Erkrankung unter Schmerzen, im weiteren Verlauf und insbesondere am Lebensende liegt die Zahl bei bis zu neunzig Prozent. Die Ursachen dafür sind allerdings sehr vielschichtig. Zum Beispiel kann ein Tumor auf andere Gewebestrukturen drücken oder in diese hineinwachsen. Tumore verursachen aber auch Entzündungsreaktionen im Gewebe und wie wir alle wissen, ist entzündetes Gewebe äußerst schmerzempfindlich. Denken Sie nur an einen Sonnenbrand. Wenn der Tumor dann Absiedlungen bildet und in andere Gewebe hineinstreut, können Schmerzen unter Umständen sehr schnell sehr stark werden. Und natürlich bereitet nicht nur die Tumorerkrankung Schmerzen, es kommen auch therapiebedingte Schmerzen durch Operationen, Bestrahlungen, Chemotherapie oder Antikörpertherapie dazu. Dann gibt es noch Schmerzen, die zwar nicht unmittelbar mit dem Tumor oder der Behandlung zusammenhängen, aber gleichwohl durch die Gesamtsituation mitverursacht sein können. Als Beispiel kann ich hier Schmerzen durch eine Gürtelrose anführen, die wiederum durch Stress und ein heruntergefahrenes Immunsystem in ihrer Entstehung begünstigt wird. Und selbstverständlich kann jeder tumorkranke Patient auch weiterhin seine bekannten Rückenschmerzen oder seine Migräneattacken haben.

Auch wenn Tumorschmerzen zum Teil ziemlich dramatische Gewebeschädigungen als Ursache haben, handelt es sich hier um akute Schmerzen. Und akute Schmerzen sind in aller Regel wesentlich unproblematischer und wirkungsvoller zu behandeln als chronische oder chronifizierte Schmerzen. Und so darf ich Ihnen als Schmerz- und Palliativmediziner versichern, dass es möglich ist, bei weit über neunzig Prozent aller Tumorschmerzpatienten auch am Lebensende die Beschwerden so weit zu kontrollieren, dass sowohl der Patient als auch die Angehörigen Ihnen glaubhaft rückmelden, dass die Schmerzen akzeptabel und erträglich sind.

Tumorschmerzen muss man nicht aushalten

Vor einigen Jahren wurde eine viel beachtete und in einer sehr renommierten medizinischen Fachzeitschrift veröffentliche Studie vorgestellt, in der die Eltern von an Krebs verstorbenen Kindern nach deren Tod gefragt wurden, wie wirksam sie die von den verantwortlichen Ärzten ergriffenen Maßnahmen gegen Schmerzen empfunden haben. Das erschreckende Ergebnis war, dass rund neunzig Prozent der befragten Eltern über unter- und unbehandelte leidvolle Beschwerden ihrer Kinder kurz vor dem Tod berichteten. Sehr oft sind sogar überhaupt keine wirksamen Maßnahmen eingeleitet worden. In anderen Fällen wiederum wurde versucht, den Schmerz zu lindern, was jedoch nur bei jedem vierten Kind tatsächlich gelang.

Dieselben Eltern wurden befragt, wie zufrieden sie mit

dem Behandlungsteam ihrer Kinder waren und das erschütternde Ergebnis war, dass die überwältigende Mehrheit der Eltern angab, dass sie zufrieden bis hochzufrieden mit dem Ärzteteam waren. Und auch hier zeigt sich wieder das, was wir schon lange wissen: Medizinische Laien (also fast alle Menschen auf diesem Planeten) sind felsenfest davon überzeugt, dass Schmerzen, die mit einer Tumorerkrankung einhergehen und insbesondere Schmerzen am Lebensende nicht wirksam linderbar sind und dass die verantwortlichen Ärzte alles in ihrer Macht stehende getan hätten, um den Kindern bestmöglich zu helfen.

Um die existentielle Bedrohungssituation, die mit Tumorschmerzen einhergeht zu verdeutlichen, möchte ich noch einmal auf das bio-psycho-soziale Schmerzmodell eingehen. Cicely Saunders, selbst Krankenschwester, Sozialarbeiterin, Ärztin und Begründerin der modernen Hospiz- und Palliativbewegung hat den Begriff des »Total Pain« entwickelt, also das Konzept des ganzheitlichen Leides, beziehungsweise ganzheitlichen Schmerzes. Hierbei handelt es sich um vier Dimensionen des Schmerzes: die körperliche, die soziale, die psychische und die spirituelle. Falls Sie mit dem Begriff »Spiritualität« nichts anfangen können, weil spirituelle Menschen für Sie esoterische Freaks sind, die den ganzen Tag Räucherstäbchen anzünden, Bob Marley hören und ayurvedischen Tee trinken, und weil Sie selbst mit Glauben und Religion nichts am Hut haben, so möchte ich Ihnen gerne sagen: Wir alle sind auf die ein oder andere Weise spirituelle Wesen und das hat nichts mit Religion oder einer bestimmten Glaubensausrichtung zu tun. Dazu eine kurze Anekdote. Eine Kollegin erzählte kürzlich, dass sie einen Patienten gefragt habe, ob er spirituell sei. Seine durchaus lustige Antwort lautete: »Das war ich mal, aber ich bin schon lange trocken.«

Wir gehen bei Tumorerkrankten und speziell bei lebensbegrenzend erkrankten Menschen also immer von einem bio-psycho-sozialen und spirituellen Schmerzmodell aus.

Die körperliche Dimension des Schmerzes

Das ist der Tumor, der zum Beispiel in einen Nerv hineinwächst, oder einen Knochenbruch durch eine Metastase verursacht: Diese Schmerzdimension gehört mit zu den am leichtesten beherrschbaren Dimensionen des Schmerzes, die jedoch nichtsdestotrotz ein zum Teil enormes Fachwissen für eine sachgerechte Behandlung erfordert. Hier möchte ich gerne den Blick zurück auf das 7. Kapitel »Medikamente gegen Schmerzen« lenken. Damit sollte man sich als Arzt schon entsprechend intensiv auseinandergesetzt haben.

Die soziale Dimension des Schmerzes

Dieser Schmerz beziehungsweise dieses Leid kann aus Fragen erwachsen, die einen Tumorerkrankten und insbesondere die meisten sterbenskranken Menschen umtreiben. Denn man wird ja gerade durch diesen Schmerz immer wieder an den Verursacher seiner Beschwerden, den Tumor, erinnert. Überlebe ich diese Erkrankung? Wenn ja, wie wird mein Leben danach aussehen? Kann ich wieder arbeiten gehen? Kann ich in meiner Wohnung wohnen bleiben, wo ich ohne Aufzug bis in den vierten Stock hoch muss? Beim Thema unheilbare Erkrankung wird es dann natürlich noch viel existentieller: Wo darf ich sterben? Wird es zu Hause sein? Geht es wirklich nur im Pflegeheim? Wie wird man sich dort um mich kümmern? Werde ich dort als der Mensch, der ich bin, wahrgenommen oder bin ich nur der metastasierte Magenkrebs aus Zimmer 16? Wer wird mich begleiten? Werden meine Kinder für mich da sein können, obwohl sie Hunderte Kilometer entfernt wohnen, beruflich eingespannt sind, vielleicht selbst kleine Kinder haben? Wie wird es denjenigen gehen, die ich zurücklasse? Wie sehr ist meine Familie durch diese momentane Situation belastet? Sind meine Liebsten, wenn ich sterbe, finanziell ausreichend abgesichert? Falls ich überlebe und als Selbständiger meinen Beruf nicht mehr ausüben kann, wovon leben wir dann? Wie kann ich meine Familie weiter ernähren? All diese quälenden Fragen können das Schmerzerleben ganz erheblich beeinflussen.

Die psychische Dimension des Schmerzes

Hier geht es um die eigene Stimmung, die bis hin zur Entwicklung einer manifesten Depression ins Bodenlose nach unten gezogen werden kann. Auch in diesem Punkt ist es wichtig zu wissen, dass diese Symptome linderbar sind, sei es durch Medikamente, psychotherapeutische Interventionen oder gute, tiefgreifende Gespräche. Eine große Rolle nimmt hier die Angst ein: die Angst vor den Schmerzen, die Angst vor der Ungewissheit, die Angst vor dem Leid, die Angst vor der Einsamkeit.

Die spirituelle Dimension von Schmerz

Hier handelt es sich im Wesentlichen um die große Sinnfrage: der Sinn des Lebens, der Sinn des Leidens, eventuell auch der Sinn des Sterbens. Warum ich? Was hab ich nur Schlimmes getan, dass ich diese Erkrankung bekomme? Ich hab mein Leben lang zurückgesteckt, hab mich für meine Familie aufgeopfert, habe jeden Tag zehn, zwölf Stunden geschuftet, habe mich immer maximal gesund ernährt, auf Fertigprodukte und Alkohol verzichtet, und dann bekomme ich, ausgerechnet ich, Magenkrebs. Und jetzt ist mir auch noch das, was mir mit am meisten Spaß im Leben gemacht hat, nämlich gemeinsam mit Freunden zu kochen und gut zu essen, genommen worden. Ich krieg nichts mehr runter, mir ist nur noch schlecht, ich ertrage den Geruch von vielen Speisen nicht mehr. Was hab ich verbrochen? Ich verstehe diese Welt einfach nicht mehr!

Ich möchte Ihnen diese Dimensionen anhand eines weiteren Fallbeispiels noch deutlicher veranschaulichen:

Der 72-jährige Walter Petry stellte sich bei uns am Uniklinikum vor. Er hatte bereits vor einigen Wochen eine kleine nässende Wunde hinter seinem rechten Ohr entdeckt, die einfach nicht mehr richtig heilen wollte. Am Anfang dachte er sich nichts dabei, klebte immer mal wieder ein Pflaster oder einen kleinen Verband darauf und dachte sich: Ach, das wird schon wieder! Doch die Wunde wurde immer größer und irgendwann fing sie auch an, richtig arg weh zu tun. Als Herr Petry vor uns saß, hatte er einen fast zehn Zentimeter großen Krater hinter dem rechten Ohr, der blutete und dazu noch ziemlich übel roch. Die Bildgebung bestätigte unseren Verdacht: Es handelte sich um einen Tumor, der bereits den Schädelknochen weggefressen hatte und bis ins Gehirn ragte. Letztlich hatten ihn erst die unerträglichen Schmerzen zu uns ins Krankenhaus geführt.

Wir unterhielten uns lange mit Herrn Petry und fragten, wie es denn sein konnte, dass er sich erst jetzt bei uns meldete? Er seufzte und erzählte uns seine Lebensgeschichte: »Wissen Sie, ich habe meine erste Frau vor gut dreißig Jahren an Brustkrebs verloren, der war nach außen durchgebrochen. Sie hat so unendliche Schmerzen gehabt und keiner konnte ihr helfen. Nachdem die Wunde nicht mehr heilen wollte, war mir schon irgendwie klar, dass da nichts Gutes hinter stecken konnte und ich habe einfach Angst gehabt, dass die

Ärzte mir meine Befürchtungen bestätigen würden. Außerdem habe ich seit zehn Jahren eine neue Partnerin und auch sie ist seit einem halben Jahr an Brustkrebs erkrankt. Es geht ihr im Rahmen der Therapie immer wieder ziemlich schlecht und sie braucht mich einfach. Ich muss ihr helfen, ich muss sie unterstützen, ich muss kochen, putzen, einkaufen. Ich war einfach nicht dran, ich konnte mich nicht um mich selbst kümmern. Nicht jetzt!« Walter Petry erzählte weiter, dass er sich seit vielen Jahrzehnten ehrenamtlich in seiner Kirchengemeinde engagiere und dort auch eine tragende Rolle ausfülle. Fragend sah er uns an: »Ich verstehe das einfach nicht. Ich habe mich immer für andere Menschen engagiert. Ich habe immer allen geholfen. Ich wollte wirklich nie jemandem etwas Böses. Erst verlier ich meine erste Frau auf so schreckliche Weise, dann erkrankt meine zweite Partnerin und jetzt trifft es mich auch noch. Wie kann Gott das zulassen?«

An diesem Fallbeispiel können Sie gut die Vielschichtigkeit von Schmerz erkennen. Natürlich war hier die körperliche Dimension gegeben, denn der Tumor hatte sich durch den Knochen und in die Nerven hineingefressen. Walter Petry hatte einfach fürchterliche Schmerzen, die mit stark wirksamen Morphin-Präparaten behandelt werden mussten, aber auch die psychosozialen Komponenten, die Sorge um seine Partnerin, das Gefühl, sich selbst hinten anstellen zu müssen, die massiven Ängste vor der Bestätigung einer schrecklichen Diagnose bis hin zu spirituellen Anteilen, warum gerade er, der immer versucht hat, anderen zu helfen und der sich auch noch so stark für die Kirche und damit für seinen Gott engagiert hat, spielten eine ebenso wichtige Rolle.

Ich denke, anhand dieses Beispiels wird mehr als klar, dass es in der Regel wesentlich mehr braucht als nur eine Morphin-Tablette, um Schmerz ganzheitlich zu lindern.

Übrigens: Walter Petry war bereits 24 Stunden nach Beginn seiner Opioid-Schmerztherapie so deutlich beschwerdegelindert, dass er wieder nach Hause entlassen werden konnte, denn eine gegen die Erkrankung gerichtete Behandlungsoption gab es zu diesem Zeitpunkt für ihn nicht mehr. Sechs Wochen später ist er gut symptomkontrolliert – nachdem er noch viele für ihn wichtige Dinge regeln konnte, friedlich zu Hause verstorben.

Eigentlich trifft das auf alle Menschen zu, aber gerade für Menschen mit Tumorschmerzen und Schmerzen am Lebensende, gelten in besonderem Maße die 10 goldenen Regeln der Schmerztherapie, die immer beachtet werden sollten:

1. Die Schmerztherapie ist eine ganzheitliche Therapie nach dem sogenannten Total-Pain-Konzept und berücksichtigt alle vier Teilbereiche: den körperlichen, den seelischen, den sozialen und den spirituellen Schmerz gleichermaßen.

2. Die Patienten sind voll und ganz in den Behandlungsplan eingebunden.

Dazu müssen sie ihrem Wissen und Interesse entsprechend aufgeklärt und informiert sein. Je besser das Verständnis über die Zusammenhänge und die Wirkweise der Therapie, desto besser ist die Therapietreue des Patienten und in der Regel auch die Wirksamkeit einer Therapie. Man sollte vor Beginn der Therapie unbedingt realistische Behandlungsziele vereinbaren. Klare Ansagen, keine Geheimsprache! Wenn ein Patient mit einer durchmetastasierten

Tumorerkrankung, gebrochenen Knochen und Nervenschädigungen, Dauerschmerzen von acht von zehn (auf einer Skala von null bis zehn) und bis zu zwanzig Schmerzdurchbrüche der Stärke zehn von zehn am Tag hat, und Sie ihn nach seinem Behandlungsziel fragen, und er antwortet: »Die Schmerzen sollen runter auf null von zehn, und ich möchte auch keine Nebenwirkungen durch die eingesetzten Medikamente bekommen«, dann kann sich der Arzt noch so viel Mühe geben. Er wird seinen Patienten auf jeden Fall enttäuschen müssen. Ich sage meinen Patienten in solchen Situationen immer: »Natürlich ist es möglich, Ihren Schmerz auf null herunterzufahren, nur werden Sie dann die meiste Zeit des Tages bewusstlos im Bett liegen und nicht mehr in der Lage sein, mit Ihren Angehörigen zu kommunizieren.«

Oft ist es gut, ein gemeinsames realistisches Therapieziel zu definieren. Mit einer leichten Sedierung durch die eingesetzten Medikamente erreichen wir zum Beispiel Ruheschmerzen der Stärke drei bis vier von zehn und nehmen dafür eventuell etwas Verstopfung, Übelkeit und ein leicht gesteigertes Schlafbedürfnis in Kauf. Die Schmerzen befinden sich damit in einem erträglichen Bereich und der Patient kann mit minimalen Einschränkungen und einer deutlich gebesserten Lebensqualität wieder am gesellschaftlichen Leben teilhaben.

Ich stelle immer wieder fest, dass Patienten äußerst ungern Schmerzmedikamente einnehmen wollen. Interessant ist auch, dass ich als Arzt fast nie darüber diskutieren muss, dass es sinnvoll ist, bei einem exorbitant hohen Blutdruck blutdrucksenkende Medikamente einzunehmen und das in aller Regel auch bis zum Ende des Lebens. Bei Schmerzpatienten, selbst bei Tumorschmerzpatienten, sieht das völlig anders aus. Hier muss ich fast immer intensive Aufklärung betreiben, dass eine frühzeitige Dauermedikation, auch mit hochpotenten Schmerzmedikamenten, absolut notwendig ist, um seine Lebensqualität zu verbessern und aller Voraussicht nach auch seine Lebenszeit zu verlängern.

Aus zahlreichen Studien wissen wir, dass eine regelmäßige und auch frühzeitige Schmerztherapie in aller Regel zu einem insgesamt deutlich niedrigeren Verbrauch an Schmerzmedikamenten führt, weil der Patient eben nicht permanent höchste Dosierungen einnehmen muss, um diese unerträglichen Schmerzspitzen in letzter Sekunde und in größter Not noch einmal abzufangen. Allerdings gibt es Stolperfallen. Der Patient ist gut eingestellt, der Schmerz ist auf der Skala von acht runter auf drei. Alles gut so weit. Doch was macht der Patient? Er setzt eigenhändig die Medikamente ab, weil die Beschwerden ja fast weg sind. Völlig überraschend kommen die alten Schmerzen aber nun schlagartig zurück, da wir ja nur das Symptom des Schmerzes gelindert und nicht die Grundursache, zum Beispiel den Knochenbruch, behoben haben. Hier lohnt es sich für alle Beteiligten, Ärzte wie Patienten, immer wieder aufklärende Gespräche über eine Schmerzmedikation als Dauermedikation zu führen – auch bis zum Lebensende!

3. Schmerzmessung ist die Grundlage einer jeden Schmerztherapie.

Während der Behandlung erfolgt immer wieder eine Kontrolle und Anpassung der Therapie anhand einer Schmerzmessung. Heutzutage bekommen die meisten Tumorpatienten schmerzlindernde Medikamente angesetzt. Leider werden aber die wenigsten tatsächlich im Verlauf der Behandlung nach deren Wirksamkeit gefragt und viel zu selten finden hier notwendige Anpassungen statt. Bei einer rasch fortschreitenden Erkrankung kann es durchaus der Fall sein, dass man eine Schmerztherapie, teilweise wöchentlich, teilweise bis zu mehrfach täglich immer wieder neu anpassen muss. Besonders problematisch wird es dann bei Patientengruppen, die sich hinsichtlich ihrer Schmerzen nicht klar äußern können. Denken Sie nur an Demenzerkrankte oder kleine Kinder. Allerdings gilt auch hier: Nur weil etwas schwierig ist, ist es nicht unmöglich. Auch bei diesen Patienten gibt es keine Ausreden!

Es gibt bestens überprüfte und verlässliche Schmerzfremdbeobachtungsskalen, so dass eine Schmerzmessung und Therapiesteuerung jederzeit problemlos möglich ist. Denken Sie immer daran: Eine Schmerztherapie ohne Schmerzmessung und damit ohne Erfolgskontrolle ist ein absoluter Blindflug und führt in den allermeisten Fällen zu einem sehr unbefriedigenden Ergebnis für den Patienten. Trotzdem ist es eher die Regel als die Ausnahme! Und das, obwohl die internationale Schmerzgesellschaft bereits 2005, also vor über zehn Jahren, gefordert hat, Schmerz wie Puls, Blutdruck, Temperatur und Atemfrequenz als fünften Vitalparameter genauso sorgfältig zu erfassen und zu dokumentieren. Wird es in der täglichen Praxis durchgeführt? Nein!

Kein Mensch käme auf die Idee, einem Diabetiker eine willkürliche Anzahl Insulineinheiten zu verabreichen, ohne regelmäßige Blutzuckerkontrollen durchzuführen. Sie sehen, auch bei den Ärzten ist auf diesem Gebiet noch viel Aufklärung notwendig.

4. Die Schmerztherapie richtet sich nach der Ursache des Schmerzes.

Wenn möglich, sollte man immer versuchen, die Schmerzursache zu beseitigen (zum Beispiel einen Knochenbruch noch einmal zu schienen). Ist das, aus welchen Gründen auch immer, nicht durchführbar, steht eine medikamentöse Linderung im Vordergrund. Jede Schmerztherapie sollte hoch individuell aus mehreren therapeutischen Bausteinen zusammengesetzt und im Optimalfall auch in Zusammenarbeit mehrerer Berufsgruppen (Schmerztherapeut, Physiotherapeut, Psychologe) durchgeführt werden.

5. Dauerschmerzen werden mit einer Dauermedikation behandelt.

6. Bei einer Basisschmerztherapie mit Opioiden wie zum Beispiel Morphin sollte immer eine zusätzliche Bedarfsmedikation in Form eines schnell wirksamen Morphin-Präparates für Schmerzdurchbrüche mitverordnet werden.

7. Zu erwartende Nebenwirkungen einer Schmerztherapie, wie Übelkeit oder Verstopfung, sollten immer angesprochen und vorausschauend behandelt beziehungsweise vermieden werden.

8. Es ist die jeweils am einfachsten durchzuführende Therapie auszuwählen. Das Motto lautet: KISS (Keep It Simple & Stupid).

Bei den allermeisten Patienten bedeutet das eine Schmerztherapie in Form von Tabletten. Bei Patienten, die nicht schlucken können, haben sich Pflastersysteme bewährt. Leider erhalten viele Patienten auch heute noch Zäpfchen. Da sollte man sich immer mal wieder fragen, wie angenehm einem selbst diese Form der Therapie wäre. Eigentlich gilt der Leitsatz: »Zäpfchen sind was für Arschlöcher!«

9. Der Patient hat immer recht, wenn er Schmerzen äußert.

Darüber hinaus hat jeder Mensch einen Rechtsanspruch auf eine umgehende und umfassende Behandlung seiner Schmerzen. Patienten haben kein Anrecht auf Schmerzfreiheit oder eine von ihnen definierte angemessene Schmerzlinderung, aber wir Ärzte müssen nachweisen, dass wir einen Patienten gemäß den aktuellen Regeln der ärztlichen Kunst entsprechend behandelt haben.

10. Bei Tumorschmerzpatienten und Patienten am Lebensende sollte immer, auch außerhalb des Krankenhauses (gerade da!), die ärztliche Zuständigkeit geklärt und die Erreichbarkeit (24 Stunden am Tag an 365 Tagen des Jahres) eines fachkompetenten Arztes gewährleistet sein.

Seit 2007 hat jeder Mensch in Deutschland einen Rechtsanspruch auf aufsuchende spezialisierte ambulante Palliativversorgung (SAPV), auch wenn es immer noch viele weiße Flecken ohne Versorgung auf der Landkarte gibt.

Sprechen Sie mit Ihrem Arzt über Ihre Schmerzen!

Zum einen ist es wichtig, dass Ärzte nach Schmerzen fragen, aber es ist umgekehrt auch ebenso wichtig, dass Patienten von sich aus im Rahmen einer Tumorerkrankung ihren Schmerz äußern. Menschen sind keine Gedankenleser! Wenn es weh tut, raus mit der Sprache.

Aus unzähligen Untersuchungen wissen wir, dass weniger als ein Drittel der Betroffenen von sich aus ihre Schmerzen äußern. Das heißt wiederum, dass die meisten Tumorpatienten ihre Beschwerden für sich behalten. Natürlich werden sie zum Teil auch verdrängt oder nicht beachtet, aber vielfach hängt es auch an den bekannten Vorurteilen. Die Betroffenen fürchten sich davor, von bestimmten Medikamenten süchtig oder abhängig zu werden oder ihre geistige Klarheit zu verlieren, wenn man sie mit Morphin behandelt. Ebenso weit verbreitet ist die Angst vor Nebenwirkungen und der Glaube, dass man starke Schmerzmittel erst kurz vor dem Tod verabreicht. Stichwort: »Herr Doktor, ist es schon so weit?« So quälen sich Patienten nur unendlich lange. Ich möchte es hier noch einmal ausdrücklich betonen: Die Verordnung eines Opioid-Schmerzmittels hat nichts, aber rein gar nichts, damit zu tun hat, dass der Arzt seinen Patienten aufgegeben hat.

Was kann man als Patient selbst für sich tun?

Das Wichtige ist, dass man sich zu allererst einmal in Ruhe darüber informiert, was in punkto Schmerzbehandlung heute alles möglich ist – und das tun Sie gerade mit Hilfe dieses Buches. Sprechen Sie Ihren Arzt an, wenn Sie Schmerzen haben, denn Ihre Schmerzen können behandelt werden. Sprechen Sie aber bitte auch mit Ihrem Arzt, wenn die verabreichte Schmerztherapie nicht ausreichend wirkt oder wenn für Sie belastende Nebenwirkungen auftreten. Oftmals gibt es ein Medikament, das bei Ihnen besser wirkt oder weniger Nebenwirkungen hat.

Gerade bei Tumorschmerzen liegt eine zum Teil erhebliche Dynamik der Schmerzen vor, das heißt, die Schmerztherapie muss hier oftmals mehrfach angepasst werden. Das funktioniert leider nicht so einfach wie bei einer Blutdruckeinstellung, wo man durchaus mit ein und derselben Medikamentenkombination dann zehn Jahre lang gut eingestellt durch die Gegend läuft. Eine gute Tumorschmerztherapie bedeutet permanente Kommunikation und ständiges Finetuning.

Nehmen Sie Kontakt zu Selbsthilfegruppen auf und suchen Sie sich psychologische Unterstützung, zum Beispiel bei Krebsberatungsstellen. Fragen Sie Ihren behandelnden Onkologen, der hilft Ihnen bei der Suche nach guten Kontaktpartnern in Ihrer Nähe.

Lenken Sie sich gezielt ab und unternehmen Sie Dinge, die Ihnen Spaß machen. Damit wird es Ihnen oft gelingen, Schmerzen für einige Zeit auszublenden. Integrieren Sie kleine Genussoasen in Ihren Alltag und nehmen Sie sich bitte ganz bewusst dafür Zeit. Dinge, die Ihnen guttun, sind der größte Feind des Schmerzes, denn wir sind entgegen allen anderweitigen Behauptungen nicht multitaskingfähig. Wenn es Ihnen richtig gutgeht, haben Sie nämlich für schlimme Schmerzen keine Kapazitäten mehr frei.

Lernen Sie sich zu entspannen, sei es über Muskelentspannung nach Jacobson, Selbsthypnose, Traumreisen, Autogenes Training oder Yoga. Sie können damit nicht nur Ihren Schmerz reduzieren, sondern auch Ängste und Stress abbauen. Suchen Sie nach der Methode, die am besten zu Ihnen passt, um abzuschalten und den Kopf frei zu bekommen. Dem einen hilft Tai Chi, dem nächsten hilft es, ein Bild zu malen und der Dritte geht lieber in den Wald und hackt mit dem Beil einen Baum um. In diesem Fall gibt es kein richtig oder falsch. Hören Sie dabei nur auf Ihr Herz!

Dieser Appell geht insbesondere an jene Menschen, die sich bislang immer zurückgestellt und vergessen haben. Spätestens jetzt sind Sie dran!

Kapitel 13

Wo bekomme ich Hilfe?

In dem folgenden Kapitel möchte ich Ihnen eine kleine Übersicht über mögliche Anlaufstellen und Kontaktpartner vermitteln, die für Sie wichtig sein könnten, wenn Sie unter Schmerzen leiden. Sowohl diese Aufzählung hier als auch die im Anhang aufgeführten Links erheben natürlich nicht den Anspruch auf Vollständigkeit, aber sie dienen Ihnen als Orientierungsstütze.

Es gibt allerdings ein grundsätzliches Problem, und das ist leider riesengroß: In Deutschland gibt es für die zig Millionen schmerzgeplagten Menschen nur rund fünfhundert schmerztherapeutische Einrichtungen (Praxen, Ambulanzen, Kliniken). Wenn man jetzt noch bedenkt, dass pro Arzt maximal dreihundert Patienten im Quartal abgerechnet werden dürfen, ist damit weniger als zwanzig Prozent des Bedarfes gedeckt. Eigentlich brauchten wir mindestens dreitausend solche Einrichtungen, um allen Betroffenen wirklich gerecht werden zu können. Auch die Ausbildung zum Schmerztherapeuten ist ein großes Problem, da die meisten Einrichtungen so klein sind, dass sie selbst nicht weiterbilden können und es sich auch größere Abteilungen in Kliniken oft nicht erlauben können, einen Kollegen für ein ganzes Jahr in eine Weiterbildung zu schicken. Und so sinkt die Zahl der Anlaufstellen eher, als dass sie steigt. Ein weiterer Faktor ist sicherlich die niedrige Vergütung für schmerztherapeutische

Leistungen, der zusätzlich demotivierend wirkt. In meinen Augen wäre hier dringend die berufliche Aufwertung erforderlich, deswegen fordere ich: Wir brauchen in Deutschland einen eigenen Facharzt für Schmerz- und Palliativmedizin.

Selbsthilfegruppen

Das sind selbst organisierte Zusammenschlüsse von Menschen, die bei bestimmten Problemen Hilfestellung leisten und beraten beziehungsweise auch politisch aktiv sind. Insbesondere im Gesundheitsbereich finden sich in Deutschland zahlreiche Selbsthilfegruppen, deren Zahl auf um die 100 000 geschätzt wird. Bei einer vor einigen Jahren durchgeführten bundesweiten Befragung gaben knapp zehn Prozent der Befragten an, schon einmal Teilnehmer einer Selbsthilfegruppe gewesen zu sein. Rund drei Millionen Deutsche sind aktuell in einer Selbsthilfegruppe aktiv. Dabei geht es um Informations- und Erfahrungsaustausch von Betroffenen und Angehörigen, aber auch um praktische Tipps, die den Alltag erleichtern. Es geht um Öffentlichkeits- und Aufklärungsarbeit, gegebenenfalls auch um Vermittlung von professioneller Hilfe bis hin zum Sammeln von Spenden und der Unterstützung von Forschungsprojekten. Für Schmerzpatienten gibt es eine Vielzahl von Selbsthilfegruppen für die unterschiedlichsten Erkrankungen: Rückenschmerz, Kopfschmerz, Gesichtsschmerz, Rheuma, Arthrose, Fibromyalgie, Schmerz nach Operationen, Schmerz nach zahnärztlichem Eingriff, Nervenschmerz, Krebsschmerz, Bauchschmerz und viele mehr.

Adressen von entsprechenden Selbsthilfegruppen erhält man bei der NAKOS, das ist die Nationale Kontakt- und Informationsstelle zur Anregung und Unterstützung von Selbsthilfegruppen, im Internet unter www.nakos.de

Der Hausarzt / der Kinderarzt

Der primäre Ansprechpartner für Schmerzerkrankungen aller Art sollte immer noch der Haus- oder Kinderarzt sein. Dieser sollte je nach Grad eigener Expertise entweder die entsprechende Diagnostik und Therapie selbst einleiten und steuern oder den Patienten an einen speziell qualifizierten Kollegen weiterleiten. Wie Sie anhand des Buches sicherlich schon verstanden haben, ist eine Vielzahl von Schmerzbeschwerden und deren Therapie nicht allzu komplex. Demnach sollte es möglich sein, dass die Mehrzahl der Akut-Schmerzpatienten aber auch der Patienten mit beginnender Chronifizierung durch eine qualifizierte Beratung und Führung durch den Haus- oder Kinderarzt in guten Händen sind.

Arzt mit Zusatzbezeichnung »Spezielle Schmerztherapie«

Seit 1996 gibt es die ärztliche Zusatzbezeichnung »Spezielle Schmerztherapie«. Hierbei handelt es sich um eine einjährige Vollzeitweiterbildung bei einem weiterbildungsbefugten Schmerztherapeuten entweder in einer Praxis oder in einer Klinik. Voraussetzung, um die Zusatzbezeichnung zu erlangen, ist eine Facharztanerkennung in einem klinischen, das heißt patientenbezogenen Fachgebiet (ein Labormediziner kann kein Schmerztherapeut werden), zusätzlich noch ein 80-Stunden-Schmerzkurs (das entspricht zwei vollen Weiterbildungswochen), bei denen theoretische Inhalte vermittelt werden sowie eine abschließende Prüfung vor der Ärztekammer. Ärzte, die diese Zusatzbezeichnung führen, sollten damit für die Behandlung von komplexen oder auch hochchronifizierten Schmerzpatienten bestens qualifiziert sein. Allerdings ist der Zugang zu einem Arzt mit dieser Qualifikation, wie bereits skizziert, mehr als schwierig.

Durch die Beschränkung auf dreihundert Behandlungsfälle pro Quartal gibt es entsprechend lange Wartezeiten. Hier sind drei bis sechs Monate eher die Regel als die Ausnahme. Das ist für einen Tumorpatienten genauso inakzeptabel wie für einen Patienten mit akuten Rückenschmerzen, der schnellstmöglich wieder seine Alltagstauglichkeit zurückerlangen möchte. In dem Bundesland (Saarland), in dem ich lebe und arbeite, gibt es für eine Million Einwohner aktuell zwanzig niedergelassene Ärzte mit der Zusatzbezeichnung »Spezielle Schmerztherapie«. Dass das hinten und vorne nicht ausreicht, versteht sich von selbst.

Psychotherapeut für »Spezielle Schmerzpsychotherapie«

Neben den Ärzten gibt es auch Psychotherapeuten, die eine spezielle Ausbildung in diesem Bereich absolvieren können. Die Ausbildung geht über zwei Jahre und schließt mit einer Prüfung ab. In der Theorie klingt das gut, in der Praxis haben wir allerdings das Problem, dass es extrem wenige Psychotherapeuten gibt, die sich auf Schmerzpatienten spezialisiert haben. Wann immer wir im Bereich der Schmerztherapie also von einer multiprofessionellen multimodalen Therapie sprechen, die wir uns eigentlich für die sinnvolle Behandlung unserer Patienten wünschen (denken Sie hier bitte kurz an das bio-psycho-soziale Schmerzmodell), müssen wir uns der Wirklichkeit stellen, in der die meisten von uns ungewollt monoprofessionell arbeiten. Mir persönlich gelingt es zum Beispiel so gut wie nie, speziell für betroffene Kinder, zeitnah einen Psychotherapeuten zu finden, der meine Bemühungen bei diesen Patienten um eine bessere Schmerzbewältigung unterstützen kann. Wartezeiten von – bitte fallen Sie jetzt nicht vom Stuhl – einem dreiviertel Jahr und länger sind hier völlig normal.

Die Schmerzambulanz

Es gibt an einigen größeren Krankenhäusern, wie zum Beispiel Universitätsklinika, angegliederte Schmerzambulanzen als Anlaufstellen für Patienten. Im Grunde genommen ist die Arbeitsweise vergleichbar mit der eines niedergelassenen Schmerztherapeuten. Je nach Ausstattung einer Abteilung können hier unter Umständen noch weitergehende Therapieangebote, wie psychologische Mitbetreuung, Physiotherapie und auch gruppentherapeutische Angebote wahrgenommen werden. Leider sind jedoch auch die Schmerzambulanzen so unterfinanziert, dass dementsprechend in vielen Krankenhäusern in nachvollziehbarer Weise gewaltig an der Personalausstattung gespart wird.

Die Schmerztagesklinik

Hierbei handelt es sich um eine noch eher selten anzutreffende Variante, quasi eine Zwischenstufe zwischen niedergelassenem Schmerztherapeut oder Schmerzambulanz und einer vollstationären Schmerzklinik. Grundvoraussetzung für Patienten ist, dass sie mobil sind und vorzugsweise in der Nähe wohnen. Hier gibt es speziell entwickelte Therapieprogramme, bei denen schmerzpsychologische, medizinische und physiotherapeutische Aspekte in ein Gesamtkonzept für den Patienten münden. Der Patient wird für einen Zeitraum von einigen Wochen oft in einer festen Gruppe von Patienten mit ähnlichen Erkrankungen von morgens bis nachmittags behandelt. Der mögliche Vorteil einer Schmerztagesklinik ist, dass der Patient nicht vollständig aus seinem gewohnten Kontext herausgerissen wird. Das ist nämlich ein Nachteil vieler vollstationärer Kliniken – während des Aufenthaltes funktioniert alles ganz prima, weil man sich in einem gänzlich anderen Umfeld befindet, doch sobald man zu Hause und in seinem alten Trott ist, geht wieder einiges schief. Es gibt aber durchaus auch Patienten, die genau den Abstand vom häuslichen Umfeld brauchen, um überhaupt Behandlungseffekte erzielen zu können. Für die ist dann eher eine vollstationäre Schmerzklinik der richtige Ort.

Die Schmerzklinik

In Schmerzkliniken werden entweder Patienten mit schwer behandelbaren Akutschmerzen oder hoch chronifizierten Schmerzerkrankungen aufgenommen und stationär behandelt. Hier gibt es einen individualisierten Behandlungsplan für den Patienten, ebenfalls wieder aus den Bausteinen, die auch schon in der Schmerztagesklinik zum Tragen kommen. Verschiedene Schmerzkliniken verfolgen ganz unterschiedliche Konzepte. Es gibt Kliniken, die sehr stark auf eingreifende Verfahren spezialisiert sind, das heißt, rückenmarksnahe Stimulationsverfahren oder der Einbau von Pumpen stehen im Vordergrund. Andere Kliniken haben sich auf Entzugsbehandlung von Medikamentenfehlgebrauch spezialisiert und wiederum andere Kliniken legen ihren Fokus auf bestimmte Krankheitsbilder, wie zum Beispiel Kopfschmerzen oder das Fibromyalgiesyndrom.

Die interdisziplinäre Schmerzkonferenz

Vielleicht auch noch ganz interessant für Sie zu wissen ist, dass alle, die sich professionell mit Schmerzpatienten beschäftigen, mindestens achtmal im Jahr (und häufiger!) an sogenannten interdisziplinären Schmerzkonferenzen teilnehmen müssen. Bei diesen Schmerzkonferenzen werden unter anderem besonders komplizierte Schmerzverläufe von Patienten vorgestellt. Oftmals bringt der Kollege, der den Fall präsentiert, den Patienten auch direkt mit, der von den anwesenden Ärzten unterschiedlicher Fachdisziplinen befragt und gegebenenfalls vor Ort untersucht wird. Danach wird intensiv über den Fall diskutiert und fast immer ergeben sich dadurch neue Aspekte und Ideen, sowohl was die Ursache der Schmerzen anbelangt, als auch noch nicht ausprobierter Therapiekonzepte. Eine interdisziplinäre Schmerzkonferenz kann für den ein oder anderen Patienten also eine riesengroße Chance sein, denn wo sonst bekommt man die geballte Expertise von bis zu zwanzig oder mehr Experten zusammen, die sich gemeinsam darum bemühen, das Beste für diesen einen Patienten zu ermöglichen. Ich selbst habe schon mehrfach Patienten auf solchen Konferenzen vorgestellt und habe eigentlich immer erlebt, dass sie extrem dankbar dafür waren, dass man sich so intensiv um sie bemüht hat. Mehr als einmal hatten dadurch entweder Kollegen ganz neue Ideen oder man ist gemeinsam in der Diskussion auf neue Behandlungswege gekommen, die dem Patienten tatsächlich nachhaltig geholfen haben. Wenn Sie also bei einem Schmerztherapeuten in Behandlung sind und es augenscheinlich nicht weitergeht, sprechen Sie ihn ruhig auch auf diese Möglichkeit an.

Sie sehen schon, es gibt unendlich viele Möglichkeiten, wie Schmerzpatienten Hilfe erhalten können. Wichtig ist vielleicht noch zu wissen, dass insbesondere bei Tumorschmerzpatienten oder bei Patienten, die Schmerzen im Rahmen einer lebensbegrenzenden Erkrankung haben, auch der Palliativmediziner ein wichtiger und richtiger Ansprechpartner ist. Palliativmediziner haben sehr viel Erfahrung mit Tumorschmerzen und Schmerzen am Lebensende auch bei Nicht-Tumorerkrankungen.

Und auch an dieser Stelle noch einmal ein Appell an Patienten und Angehörige: Wenn Sie sich nicht ausreichend gut hinsichtlich Ihrer Schmerzen behandelt fühlen, fragen Sie Ihren behandlungsverantwortlichen Arzt, welche weiteren Möglichkeiten es gibt. Denken Sie immer daran: Sie haben ein Anrecht auf eine angemessene Schmerztherapie.

Danke!

An dieser Stelle würde ich gerne ganz vielen Menschen danken. Das Problem ist nur, dass dann die Danksagung länger als der eigentliche Text werden würde.
Deswegen mache ich es kurz, knackig und schmerzlos:

Ich danke meiner wundervollen Familie, meiner Frau Gerrit und meinen Kindern Leonie, Lilou, Levy und Lenyo.

Danke an Lars Amend für die vollkommen entspannte Zusammenarbeit. Es macht einfach Spaß, mit Dir zusammen ein Buch zu schreiben. Ich freue mich jetzt schon auf unser nächstes.

Vielen Dank auch an das gesamte Team bei Fischer, allen voran Martina Seith-Karow und Milena Kahlcke, ebenso auch Thomas Schmidt von unserer Agentur Landwehr & Cie.

Ein riesengroßer Dank geht an alle meine Mitarbeiter und Kollegen, insbesondere an die Menschen, die mir in meiner ärztlichen Ausbildung Mentoren waren und es zum Teil heute noch sind.

Ich danke all meinen Patienten und deren Angehörigen für das Vertrauen und für die Möglichkeit, sie ein Stück auf ihrem Lebensweg begleiten zu dürfen.

Ich entschuldige mich bei allen, die ich hier eventuell vergessen habe oder nicht auflisten konnte. Allen Genannten und Nichtgenannten wünsche ich hiermit von ganzem Herzen noch ein gutes Leben.

Nützliche Websites

Ärzte mit der Zusatzbezeichnung »Spezielle Schmerztherapie«

www.kbv.de/arztsuche
www.dgss.org/versorgung/schmerztherapeuten-mit-der-weiterbildungsbefugnis-spezielle-schmerztherapie
www.dgschmerzmedizin.de/schmerzzentren
www.jameda.de/arztsuche
www.arztinfo24.de/Arzt_Auskunft/Arzt_/Speziel-le+Schmerztherapie
www.sanego.de/Arzt/Spezielle+Schmerztherapie
ww.dmkg/Patienten/DMKG-Kopfschmerzexperten

Psychotherapeuten mit Zusatzbezeichnung »Spezielle Schmerzpsychotherapie«

www.dgpsf.de/listedertherapeuten.html
www.igps-schmerz.de

Selbsthilfegruppen

SchmerzLOS e. V. (www.schmerzlos-ev.de)
Deutsche Rheuma-Liga Bundesverband e. V. (www.rheuma-liga.de)
Deutsche Schmerzliga e. V. (www.schmerzliga.de)
Migräne Liga e. V. (www.migraeneliga-deutschland.de)

Deutsches Grünes Kreuz e. V. (DGK)
(www.forum-schmerz.de)
Deutsche Fibromyalgie Vereinigung (DFV) e. V.
(www.fibromyalgie-fms.de)

Für Cluster-Kopfschmerz

www.clusterkopf.de
Cluster-Kompetenzzentren z. B. in Kiel
www.schmerzklinik.de/service-fuer-patienten/cluster-kopfschmerzen

Fachgesellschaften

Deutsche Akademie für ganzheitliche Schmerztherapie
(www.dagst.de)
Deutsche Schmerzgesellschaft e. V. (www.dgss.org)
Deutsche Gesellschaft für psychologische Schmerztherapie und -forschung e. V. (DGPSF) (www.dgpsf.de)
Deutsche Gesellschaft für Schmerzmedizin (DGS)
(www.dgschmerzmedizin.de)
Deutsche Migräne- und Kopfschmerzgesellschaft e. V.
(DMKG) (www.dmkg.de)
Deutsche Gesellschaft für Zahn-, Mund- und Kieferheilkunde e. V. (DGZMK) (www.dgzmk.de)
Deutsche Gesellschaft für Allgemeinmedizin und Familienmedizin (DEGAM) (www.degam.de)

Patienten-Leitlinien

»Nationale Versorgungs-Leitlinie Kreuzschmerz«
http://www.awmf.org/leitlinien/detail/ll/nvl-007.html
http://www.awmf.org/uploads/tx_szleitlinien/nvl-007p_S3_Kreuzschmerz_2013-08.pdf

Fibromyalgiesyndrom der Wissenschaftlichen Medizinischen Fachgesellschaften (AWMF)
http://www.awmf.org/leitlinien/detail/ll/041-004.html

»Mein Arzt findet nichts« – so genannte nicht-spezifische, funktionelle und somatoforme Körperbeschwerden. Eine Leitlinie für Betroffene und ihre Angehörigen
http://www.awmf.org/leitlinien/detail/ll/051-001.html

»Langzeitanwendung von Opioiden bei nicht tumorbedingten Schmerzen (LONTS)«
http://www.awmf.org/leitlinien/detail/ll/145-003.html

Ärztliches Zentrum für Qualität in der Medizin (ÄZQ)
www.patienten-information.de

Einrichtungen

Stiftung für Qualität und Wirtschaftlichkeit im Gesundheitswesen (www.gesundheitsinformation.de)

Ministerium für Arbeit und Sozialordnung Baden-Württemberg, Ratgeber Schmerz
(www.sm.baden-wuerttemberg.de)

Deutsches Krebsforschungszentrum
(www.krebsinformationsdienst.de)

Deutsches Kinderschmerzzentrum
(www.deutsches-kinderschmerzzentrum.de)

Weitere Informationsquellen

YouTube: Kanal SchmerzTV (www.youtube.com)

YouTube: Den Schmerz verstehen – und was zu tun ist in 10 Minuten! (www.youtube.com)

SchmerzPsychoedukation / Dr. Martin v. Wachter (www.schmerzpsychoedukation.de)

Schlafstörungen. Dr. T. H. Müller / Universitätsklinikum Münster (www.schlafgestoert.de)

Wollen Sie unsere Arbeit mit einer Spende unterstützen?
Entweder direkt (unsere tägliche Arbeit am Patienten):

Universitätsklinikum des Saarlandes –
Zentrum für Palliativmedizin
und Kinderschmerztherapie
Bank 1 Saar
IBAN: DE94 5919 0000 0097 7180 08
BIC: SABADE5S
Verwendung: Kinder-Palliativzentrum
www.uks.eu/palliativmedizin

oder unsere große Vision über unseren Förderverein:

Förderverein für altersübergreifende Palliativmedizin e.V.
Kreissparkasse Saarpfalz
IBAN: DE28 5945 0010 1030 1339 02
BIC: SALADE51HOM
www.HoPa-HOMe.eu